Mohd Nizam Haron

EFEITO DA ADMINISTRAÇÃO EXÓGENA DE LEPTINA

Mohd Nizam Haron

EFEITO DA ADMINISTRAÇÃO EXÓGENA DE LEPTINA

SOBRE A FUNÇÃO TESTICULAR EM RATOS DAWLEY MACHOS ADULTOS COM SPRAY

ScienciaScripts

Imprint

Cover image: www.ingimage.com

This book is a translation from the original published under ISBN 978-3-8383-4603-8.

Publisher:
Sciencia Scripts
is a trademark of
Dodo Books Indian Ocean Ltd. and OmniScriptum S.R.L Publishing group
Str. Armeneasca 28/1, office 1, Chisinau-2012, Republic of Moldova, Europe
Printed at: see last page
ISBN: 978-620-3-31658-2

AGRADECIMENTOS

"Em nome de Alá, o Misericordioso e o Mais Compassivo"

Gostaria de expressar a minha profunda gratidão aos meus supervisores, Professor Dr. Harbindar Jeet Singh e Professor Associado Dr. Hasnan Jaafar pela sua supervisão dedicada ao longo dos meus estudos e pelas suas críticas minuciosas durante a redacção da minha tese. Estou igualmente grato ao meu ex-supervisor, Professor Associado Dr. Urban J.A. D'Souza que foi responsável pelo ensino das técnicas e esteve sempre presente para me orientar durante a parte inicial do meu estudo.

Gostaria de agradecer ao Dr. Che Badariah Abdul Aziz, Chefe do Departamento de Fisiologia e a todos os conferencistas do departamento pelo seu apoio e orientação. Os meus agradecimentos especiais a todo o pessoal do laboratório de Fisiologia pela sua amável assistência. Agradeço a todo o pessoal do Laboratório de Fisiologia e da Unidade de Casa dos Animais pela sua ajuda e por me permitirem a utilização de equipamento.

Os meus agradecimentos especiais aos meus queridos amigos, pelo seu encorajamento durante o meu estudo e críticas construtivas durante a redacção da minha tese. A todos os meus amigos do departamento, obrigado pela sua assistência e apoio.

Finalmente aos meus pais, à minha irmã e aos meus irmãos, dos quais nunca serei independente, obrigado por me aturarem e tornarem tudo isto mais significativo.

Gostaria de agradecer à Universiti Sains Malaysia o apoio financeiro para este estudo de investigação (Subvenção de Curto Prazo USM 304/PPSP/6131254).

ÍNDICE

LISTA DE PUBLICAÇÕES E SEMINÁRIOS

Publicação

Haron, M. N., D'Souza, U. J. A., Hasnan, J. & Singh, H. J. (2004). Efeito da administração crónica de leptina na função testicular em ratos. *Malaysian Journal of Medical Sciences,* **11**(2), 150-151.

Haron, M. N., D'Souza, U. J. A., Hasnan, J., Zakaria, R. & Singh, H. J. (2007). Efeito da administração exógena de leptina no eixo pituitaro-gonadal, contagem de esperma e morfologia do esperma em ratos pré-púberes. *Malaysian Journal of Medical Sciences,* **14** Sup. 1, 116.

Haron, M. N., D'Souza, U. J. A., Hasnan, J., Zakaria, R. & Singh, H. J. (2010). A administração de leptina exógena diminui o número de espermatozóides e aumenta a fracção de espermatozóides anormais em ratos adultos. *Fertil Steril,* **93**, 322-4.

Apresentação de poster

Haron, M. N., D'Souza, U. J. A., Hasnan, J. & Singh, H. J. Efeito da administração crónica de leptina sobre a função testicular em ratos. 9ª Conferência Nacional de Ciências Médicas. Escola de Ciências Médicas, Campus da Saúde, USM.

Apresentação oral

Haron, M. N., D'Souza, U. J. A., Hasnan, J. & Singh, H. J. Efeito da leptina na contagem e morfologia do esperma em ratos Sprague-dawley. 21ª Reunião Científica da Sociedade Malaia de Farmacologia e Fisiologia. Campus da Saúde, USM.

Haron, M. N., D'Souza, U. J. A., Hasnan, J., Zakaria, R. & Singh, H. J. Efeito da leptina exógena na contagem de esperma em ratos machos pré-pubertal. 1ª Convenção Internacional de Pós-Graduação USM-Penang: 1ª Conferência de Saúde e Ciências Médicas. USM.

Haron, M. N., D'Souza, U. J. A., Hasnan, J., Zakaria, R. & Singh, H. J. Efeito da administração exógena de leptina no eixo pituitario-gonadal, contagem de esperma e morfologia do esperma em ratos pré-púberes. Congresso Internacional de Medicina e Saúde 2007. Campus da Saúde, USM.

Haron, M. N., D'Souza, U. J. A., Hasnan, J. & Singh, H. J. Efeito da administração de leptina exógena no eixo pituitaro-gonadal e histologia testicular em ratos adultos do sexo masculino. 2ª USM- Penang International Postgraduate Convention: 2nd Health and Medical Sciences Conference. USM.

CAPÍTULO UMA-INTRODUÇÃO

1.1 A descoberta do leptina

O peso corporal em animais selvagens permanece notavelmente constante durante um período de tempo considerável, mesmo quando há uma abundância de alimentos. Isto levou muitos a acreditar que existe normalmente um mecanismo que regula a ingestão de alimentos, o gasto de energia e, portanto, o peso corporal. O modelo adipostático de regulação do peso corporal foi proposto para explicar esta regulação, onde o papel da gordura de depósito no controlo hipotalâmico da ingestão de alimentos foi levantada a hipótese (Kennedy, 1953).

Alguns anos antes, porém, tinha sido descoberta uma estirpe de ratos mutantes recessivos *(ob/ob)* com hiperfagia, e a obesidade inicial tinha sido descoberta (Ingalls *et al.*, 1950). Experiências parabióticas entre estes ratos mutantes e ratos do tipo selvagem normal causaram a supressão da ingestão de alimentos e perda de peso nos ratos mutantes, indicando a presença de um factor humoral que regulou o apetite e o peso corporal nos ratos normais (Hausberger, 1959, Coleman & Hummel, 1969). Mais ou menos ao mesmo tempo, observou-se também que lesões experimentais no hipotálamo ventromedial (VMH) resultaram em obesidade em ratos. Além disso, a parabiose entre ratos tornados obesos por lesões experimentais no VMH e ratos normais levou à morte por inanição dos ratos normais (Hervey, 1958). Colectivamente, todas estas observações sugeriram uma possível interacção entre o hipotálamo e o factor humorístico hipotético que poderia ter a sua origem no tecido adiposo.

Algum tempo após a descoberta do rato *ob/ob*, foi descoberto outro grupo de ratos obesos onde a obesidade foi novamente herdada recessivamente *(db/db)*, mas os ratos deste grupo também eram diabéticos (Coleman & Hummel, 1969). A parabiose entre estes ratos obesos e os normais, desta vez, levou à morte de ratos normais por fome, sugerindo a presença em grandes concentrações de um factor humoral que suprimiu severamente o apetite em ratos normais (Tartaglia *et al.*, 1995). O facto de não ter afectado os ratos *db/db* sugeriu uma possível insensibilidade à hipótese de um factor de saciedade circulante nos ratos *db/db*.

Embora o mecanismo pelo qual a deficiência ou insensibilidade deste factor de saciedade em circulação causa obesidade possa ser mais através da hiperfagia, existem contudo também provas que sugerem que a regulação ou redução do peso por este factor proposto envolve mais do que apenas a regulação do consumo alimentar. Descobriu-se que ratos com lesões VMH e ratos *ob/ob* ainda desenvolvem obesidade mesmo quando o consumo alimentar foi comparado com o dos controlos normais magros (Coleman, 1978, Bray & York, 1979). Isto levou alguns a supor que o factor de saciedade poderia também influenciar, entre outras coisas, o gasto de energia nestes animais. A este respeito, a actividade simpática ao tecido adiposo castanho tem sido relatada como sendo menor tanto nos ratos com aderência ao VMH como nos ratos *ob/ob* (Bray, 1991). Por conseguinte, parece que a regulação do peso corporal a longo prazo pelo factor de saciedade circulatório proposto envolve tanto a regulação do apetite, ou seja, a ingestão de alimentos, como o dispêndio de energia.

Foi mais de 40 anos após a sua presença ter sido inicialmente suspeitada que o factor de saciedade circulante acabou por ser detectado e caracterizado. Utilizando o cromossoma artificial de levedura, Friedman e os seus colegas (1991) conseguiram clonar o gene *ob*, e, que a hipótese de o factor de saciedade circulante ser o produto deste gene, foi posteriormente confirmada através da clonagem posicional (Zhang *et al.*, 1994). O produto deste gene foi chamado leptina a partir da palavra grega de raiz *"Leptos"*, que significa magro. Ratos *Ob/ob* não produzem esta proteína enquanto os ratos *db/db* são resistentes à sua acção devido a uma anormalidade no receptor de leptina (Zhang *et al.*, 1994).

Nos humanos, o gene *ob*, que agora também é por vezes referido como gene *LEP*, está localizado no cromossoma 7 (posição alfa31,3). Abrange 18 kilobase que consiste em 3 exons separados por 2 introns (Isse *et al.*, 1995). O gene codifica um mRNA de tecido adiposo de 4,5 kilobase com 166 aminoácidos de leitura aberta e 21 aminoácidos de sequência de sinal (Zhang *et al.*, 1994). No rato mapeia para o cromossoma 6, e consiste em 3 exões e 2 intrões, que codificam um mRNA de 4,5 kilobase (Friedman *et al.*, 1991, Zhang *et al.*, 1994). O nucleótido leptino humano é um polipéptido de 166 aminoácidos com uma suposta sequência de sinal, e é 84% e 83% idêntico ao do rato e do rato, respectivamente (Masuzaki *et al.*, 1995, Masuzaki *et al.*, 1995a).

1.2 Secreção de leptina

O gene da leptina é expresso principalmente em tecido adiposo branco (Masuzaki *et al.*, 1995, Gong *et al.*, 1996) embora a expressão baixa de mRNA leptina também tenha sido relatada em tecido adiposo castanho. Contudo, isto pode ser devido à contaminação da expressão do mRNA a partir do tecido adiposo branco (Cinti *et al.*, 1997). Foi também demonstrado que vários tecidos não adipócitos sintetizam e secretam leptina, embora em pequenas quantidades. Estes incluem a mucosa gástrica (Bado *et al.*, 1998, Mix *et al.*, 1999, Cinti *et al.*, 2000), células epiteliais mamárias (Smith-Kirwin *et al.*, 1998), e miócitos (Wang *et al.*, 1998). Verificou-se também que a placenta segrega quantidades significativas de leptina (Senaris *et al.*, 1997, Singh *et al.*, 2005).

Tem sido sugerido que quando as células gordas aumentam em número e tamanho, o gene *ob* começa a produzir leptina, que é secretada na circulação. Existe uma forte correlação positiva entre a expressão do mRNA da leptina e a concentração plasmática de leptina, e a gordura corporal total (Frederich *et al.*, 1995, Maffei *et al.*, 1995, Considine *et al.*, 1996). A secreção de leptina segue um ciclo de 24 horas com taxas mais elevadas durante a noite, atingindo um pico a meio da noite, e taxas mais baixas de manhã, um pouco opostas às observadas nos níveis de cortisol nos humanos (Laughlin & Yen, 1997). A secreção de leptina é principalmente constitutiva. A leptina é sintetizada e extrudida na via secreta para libertação por acção de massa (em vez de ser embalada em vesículas especializadas para libertação regulada em resposta a um estímulo agudo). Taxas mais elevadas de secreção de leptina durante a noite podem estar relacionadas com o tempo de ingestão de alimentos e hiperinsulinaemia durante o dia (Sinha & Caro, 1998). Embora os níveis máximos de leptina e cortisol apareçam opostos um ao outro, estudos *in vivo* e *in vitro* em roedores e no homem mostraram que os glicocorticóides aumentam a transcrição do gene da leptina e os níveis de leptina (De Vos *et al.*, 1995, Slieker *et al.*, 1996, Trayhurn *et al.*, 1998). Os níveis de leptina também são elevados em ratos que recebem dexametasona (De Vos *et al.*, 1995). A razão para o padrão de secreção de leptina não é, portanto, clara, se está relacionada com a ingestão de alimentos.

As concentrações de leptina sérica são mais elevadas nas fêmeas quando comparadas com os machos (Schrauwen *et al.*, 1997). A razão para esta diferença baseada no género não é inteiramente clara, mas tem sido observada *in vivo* desde a primeira infância (Garcia-Mayor *et al.*, 1997). Esta diferença de género persiste mesmo após correcção para massa gorda (Hassink *et al.*, 1996). Curiosamente, verificou-se que 17 p-estradiol aumentam a secreção de leptina no meio de cultura de tecido adiposo de ratos fêmeas (Casabiell *et al.*, 1998). A administração de agonistas de GnRH a mulheres submetidas a tratamento de fertilização *in vitro* aumenta os níveis de leptina, e os níveis de leptina sérica têm sido relatados como correlacionados com os níveis de estradiol (Stock *et al.* , 1999). A secreção de leptina, por outro lado, é inibida pela testosterona, como prova da inibição da secreção de leptina após a administração de testosterona a ratos orquidectomizados (Kus *et al.*, 2007). Além disso, verificou-se que os níveis de leptina sérica se correlacionam negativamente com a testosterona nos machos (Carraro & Ruiz-Torres, 2006). É portanto possível que o aumento da resposta aos estrogénios, em certa medida, possa contribuir para a diferença de género. As catecolaminas também reduzem os níveis de leptina sérica (Trayhurn *et al.*, 1998).

A expressão da leptina e os níveis circulantes aumentam em paralelo com a quantidade de tecido adiposo durante o estado de alimentação (Lonnqvist *et al.*, 1995) e a relação entre os níveis de leptina e a massa gorda é curvilínea, em vez de linear, com uma vasta gama de valores individuais de leptina a um nível específico de gordura corporal (Considine *et al.*, 1996). Existe uma correlação positiva mais elevada entre os níveis de leptina sérica e a massa total de tecido adiposo em vez do índice de massa corporal (IMC) (Maffei *et al.*, 1995). Além da massa gorda total dos tecidos e do tamanho dos adipócitos, o padrão de distribuição do tecido adiposo também pode influenciar os níveis de leptina (Tritos & Mantzoros, 1997). A expressão do mRNA da leptina é mais elevada nos depósitos de gordura subcutânea do que nos depósitos de gordura visceral (Hube *et al.*, 1996). Os adipócitos omentais expressam mais */3-1,* 2 e 3 receptores adrenérgicos do que os adipócitos subcutâneos (Lonnqvist *et al.*, 1995). O perfil diferente dos receptores torna os primeiros mais receptivos às acções lipolíticas das catecolaminas e menos receptivos às acções antilipolíticas da insulina (Lonnqvist *et al.*, 1997).

Os níveis de leptina sérica também são afectados pelo estado nutricional, e o jejum reduz os níveis de leptina em aproximadamente 30 %, enquanto o consumo excessivo de alimentos leva a um aumento da secreção de leptina em 50 %. Os níveis de leptina aumentam mais quando são tomados alimentos ricos em gordura (Houseknecht & Portocarrero, 1998). A secreção de leptina, no entanto, diminui durante o envelhecimento. Esta redução é mais elevada nas mulheres do que nos homens, e é independente do IMC e outras alterações endócrinas relacionadas com a idade (Isidori *et al.*, 2000).

Para o que se segue, é evidente que vários factores influenciam a secreção de leptina. Embora os níveis de leptina sérica no principal se correlacionem bem com a massa gorda, parece também que a leptina não é apenas um índice estático de massa gorda, mas actua também como um sensor de equilíbrio energético.

1.3 Leitina em circulação

Uma vez segregada na circulação, a leptina circula no plasma na forma livre ou ligada ao receptor de leptina solúvel *(sOB-R* ou *LEPRe)* (Houseknecht *et al.*, 1996, Lammert *et al.*, 2001). Em humanos e animais, o aumento dos níveis de leptina com adiposidade deve-se ao aumento da expressão do gene *ob* e ao aumento da produção de leptina (Considine *et al.*, 1995, Hamilton *et al.*, 1995, Maffei *et al.*, 1995, Ogawa *et al.*, 1995). O possível mecanismo para o aumento dos níveis de leptina envolve possivelmente um aumento de adipócitos. Um estudo *in vitro* demonstrou que a secreção de leptina está intimamente relacionada com o tamanho das células adipócitos em ratos obesos genéticos e induzidos pela dieta (Houseknecht *et al.*, 1996). Nos humanos, os pequenos adipócitos exprimem menos mRNA *ob* do que os maiores do mesmo indivíduo (Hamilton *et al.*, 1995). Dado que o nível de leptina varia em proporção à massa gorda, poderia servir como um sinal aferente que fornece um input sensorial sobre o grau de adiposidade ao sistema nervoso central. Em resposta, seria feito um ajustamento do consumo alimentar e do gasto energético para assegurar a estabilidade do peso corporal a longo prazo.

Os níveis de leptina parecem diferir consideravelmente nos humanos com massa gorda semelhante e existe uma heterogeneidade significativa entre indivíduos com IMC semelhante (Maffei *et al.* , 1995). As mulheres têm níveis de leptina mais elevados do que os homens em qualquer percentagem de gordura corporal ou massa gorda. A expressão do gene *ob* em mulheres obesas foi encontrada 75% mais elevada do que em homens obesos (Lonnqvist *et al.*, 1995). Os níveis de leptina sérica em adultos saudáveis normais variam de 0,5 a 37,7 ng/ml para os homens e 2,0 a 45,2 ng/ml para as mulheres (Lida *et al.*, 1996). A concentração de leptina no líquido cefalorraquidiano nas mulheres é também mais elevada do que nos homens após controlo para a idade, IMC e nível de leptina plasmática (Schwartz *et al.*, 1996). Também foi descrita uma diferença de sexo em ratos. Os ratos fêmeas tinham níveis de leptina plasmática e tecido adiposo *ob* mRNA mais elevados que os machos (Frederich *et al.*, 1995). Portanto, parece que as células gordas femininas produzem mais leptina do que as células gordas masculinas com composição corporal semelhante. Como mencionado anteriormente, isto pode estar relacionado com o efeito estimulante do estrogénio na mulher ou o efeito inibidor da testosterona no homem, embora a leptina nas mulheres pós-menstruais permaneça significativamente mais elevada do que a dos homens de idade semelhante e não seja diferente da das mulheres mais jovens após o ajustamento para gordura corporal (Saad *et al.*, 1997). A diferença na distribuição da gordura pode também desempenhar um papel nesta diferença nos níveis de leptina entre os dois sexos, pois a gordura subcutânea expressa mais mRNA de leptina do que a gordura intra-abdominal (Masuzaki *et al.*, 1995). O tecido adiposo andróide central pode produzir menos leptina do que a gordura ginecóide periférica, o que explica as diferenças entre homens e mulheres. Contudo, os níveis de leptina não parecem estar relacionados com a razão cintura/quadril (WHR).

Os níveis de leptina sérica aumentam com a idade durante a infância e adolescência à medida que os níveis de *sOB- R* diminuem em ambos os sexos. Estas alterações de desenvolvimento, que representam um aumento da biodisponibilidade da leptina em circulação, precedem o aumento puberal da testosterona sérica em rapazes e do estradiol em raparigas. A leptina pode potencialmente servir como um sinal metabólico para informar o sistema nervoso central de que as reservas de energia são adequadas para apoiar o desenvolvimento puberal.

1.4 Receptor de leptina

Leptin actua directamente através do receptor de leptina *(OBR ou LR ou LEPR).* O gene

LEPR está localizado no cromossoma 1 (1p31) em humanos e é constituído por 18 exões e 17 intrões, e codifica uma proteína que consiste em 1162 aminoácidos. O receptor de leptina foi isolado pela primeira vez do plexo coróide do rato usando clonagem de expressão (Tartaglia *et al.* , 1995) e verificou-se que pertence à família de receptores de citocinas classe 1 (família de receptores IL-6). Sabe-se que o gene *LEPR* codifica pelo menos cinco formas alternativamente emendadas ou isoformas do receptor de leptina (Figura 1.1). Nestas variantes estão incluídas a isoforma solúvel ou secretada *(LEPRe),* a isoforma longa *(LEPR1 ou LRb)* e a isoforma curta (*LEPRa* ou *LRa*). Os domínios extracelulares e transmembrana são idênticos entre *LEPRa* e *LEPR1* e as diferenças são devidas a alterações no comprimento do domínio citoplasmático. O domínio citoplasmático do *LEPR1* tem 302 aminoácidos em comparação com o do *LEPRa,* que tem um comprimento de 32 a 40 aminoácidos. A forma segregada ou solúvel *(LEPRe)* contém apenas o domínio extracelular do receptor e não os motivos intracelulares ou os resíduos transmembranosos (Kieffer *et al.,* 1996, Houseknecht & Portocarrero, 1998). Acredita-se que a forma longa do receptor é responsável pelas acções da leptina e a forma curta é mais para ajudar o seu transporte através da membrana celular, e a forma solúvel, para o seu transporte na circulação.

Isoformas do receptor de leptina foram identificadas principalmente no hipotálamo (Houseknecht & Portocarrero, 1998), na parte endócrina do pâncreas, nos ovários e testículos (Kieffer et *al.,* 1996), nas células da camada granular do cúmulo oophorus (Cioffi et *al.,* 1997), no útero (Cioffi *et al.,* 1997), bem como noutros tecidos periféricos como rins (Sharma & Considine, 1998), coração (Bernardis & Bellinger, 1998), pulmões (Sharma & Considine, 1998), fígado (Bernardis & Bellinger, 1998) e músculos esqueléticos (Bernardis & Bellinger, 1998). O receptor da forma longa é expresso principalmente nos dois núcleos hipotalâmicos, ou seja, o núcleo arqueado e o paraventricular (Woods & Stock, 1996). Três isoformas do receptor de leptina são expressas no hipotálamo humano, incluindo o receptor de comprimento total (Eikelis *et al.,* 2007). *Ob-Rb* é altamente expresso nos neurónios dos núcleos hipotalâmicos, incluindo os núcleos hipotalâmicos arcuate, dorsomedial e ventromedial (Elmquist *et al.,* 1998, Baskin *et al.,* 1999). Dentro destes núcleos hipotalâmicos basomediais, o mRNA *Ob-Rb* é expresso com o nível mais elevado nos núcleos arqueados (Elmquist *et al.* , 1999, Schwartz *et al.* , 2000). Para além do hipotálamo, os receptores de leptina também foram localizados noutras partes do cérebro (Elmquist *et al.,* 1999, Grill & Kaplan, 2002). Níveis elevados de expressão de *Ob-Ra* e *Ob-Rc* são encontrados no plexo coróide, meninges e micro vasos cerebrais, que podem desempenhar um papel no transporte da leptina através da barreira hemato-encefálica (Tartaglia *et al.,* 1995, Bjorbaek *et al.,* 1998). A ampla distribuição dos receptores de leptina em locais extra-hipotalâmicos no tálamo e cerebelo sugere que a leptina também pode actuar nos sistemas sensorial e motor, para além do seu papel na função neuroendócrina. Foi relatado um stress de imobilização repetida, por exemplo, para induzir um aumento da expressão da leptina no hipotálamo de ratos fêmeas, e uma diminuição no tálamo de ratos machos e fêmeas, associado a uma expressão melhorada dos receptores de leptina no hipotálamo e no tálamo, tanto em ratos machos como fêmeas (Manni *et al.* , 2007).

As isoformas receptoras de leptina curta foram encontradas no plexo coróide (Lynn *et al.* , 1996) e no endotélio capilar do cérebro (Golden *et al.*, 1997). No plexo coróide, acredita-se que os receptores de leptina ajudam no transporte da leptina circulante para o líquido cefalorraquidiano (LCR), e os receptores de leptina no endotélio capilar cerebral também podem fornecer um transporte directo de leptina do sangue para o interstício cerebral (Caro *et al.*, 1996). Também se encontram formas curtas de receptores de leptina nos pulmões e rins, onde podem estar envolvidos na depuração da leptina (Cumin *et al.*, 1996).

LEPRe, também conhecido como o receptor solúvel de leptina é a principal proteína de ligação da leptina no sangue (Lammert *et al.*, 2001) e é derivado do desprendimento ectodomain dos receptores de membrana (Ge *et al.*, 2002). Forma uma das proteínas de ligação à leptina em circulação que confere algum grau de estabilidade metabólica e afecta o transporte da leptina no sangue e a sua disponibilidade de tecidos (Houseknecht *et al.*, 1996a, Kieffer *et al.*, 1996).

O gasto de energia em repouso e a actividade simpática muscular estão mais positivamente correlacionados com a concentração de leptina livre (Brabant *et al.*, 2000, Tank *et al.*, 2003), e o exame da concentração *LEPRe* é importante para separar o papel-chave da leptina total, livre e ligada (Venner *et al.*, 2006). Ao contrário da mutação no gene da leptina *ob* que leva ao comprometimento da secreção de leptina (Farooqi *et al.* , 2001), não se verificou que a mutação no gene receptor da leptina conduzisse a quaisquer diferenças nas concentrações de receptores de leptina solúveis em indivíduos magros versus obesos (Lahlou *et al.* , 2002). Concentrações mais elevadas de *LEPRe* são encontradas em indivíduos magros em comparação com indivíduos obesos (van Dielen *et al.* , 2002). Assim, pode ser importante ao investigar o efeito da leptina sobre o peso corporal ou ao correlacionar a sua concentração em soro com o peso corporal, pode ser necessário medir tanto os componentes livres como os ligados, e possivelmente também a concentração do receptor solúvel. Quando a leptina se liga ao *LEPRe*, pode haver um atraso na libertação da leptina e degradação da circulação, e isto por vezes aumenta a concentração de leptina em circulação disponível (Huang *et al.*, 2001, Zastrow *et al.*, 2003). Apenas a leptina livre pode actuar nos locais alvo para obter respostas biológicas.

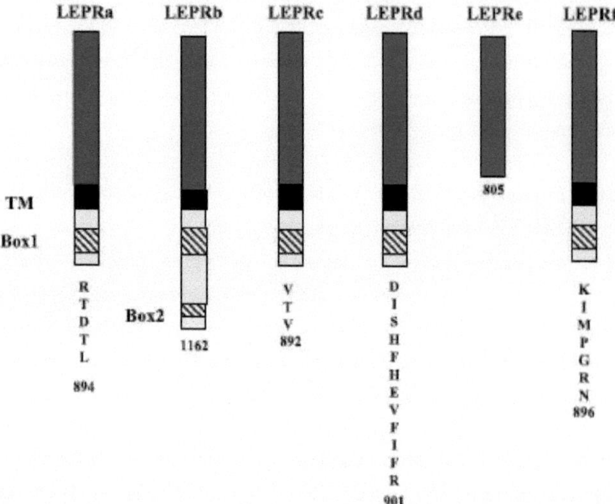

Figura 1.1: Estruturas de domínio de isoformas receptoras de leptina alternadamente fatiadas. A forma longa, LEPRb, tem uma longa região citoplasmática contendo vários motivos necessários para a transdução de sinal. As quatro formas curtas, LEPRa, LEPRc, LEPRd e LEPRf, têm uma cauda intracelular mais curta. LEPRe é conhecido como o receptor solúvel de leptina e a principal proteína de ligação na circulação sanguínea (Adaptado de Ahima & Osei, 2004).

1.5 Leptin JAK-STAT transdução de sinal

O mecanismo de acção da leptina envolve o transdutor de sinal Janus-família cinase e activador do sistema de transcrição (JAK-STAT). Os receptores de leptina, particularmente o *LEPR1,* formam homodímeros capazes de activar o sistema JAK-STAT (Lee *et al.*, 1996, Myers, 2004). *LEPR1* tem três resíduos intracelulares conservados de tirosina (Y985, Y1077 e Y1138). Y985 e Y1138 são fosforilado na ligação da leptina, enquanto que Y1077 não é fosforilado e não contribui para a sinalização da leptina. O seu papel continua por identificar. A fosforilação de Y985 activa a via de sinalização de SHP2, cuja acção exacta ainda não é clara. A fosforilação do Y1138 recruta o STAT 3 para o complexo *LEPR1/JAK2,* resultando na fosforilação da tirosina e subsequente translocação nuclear do STAT 3 para mediar a regulação transcripcional. O Tirosil-fosforilado STAT 3 sofre homodimerização e translocação nuclear, e regula a expressão do gene que codifica os neuropeptídeos e outros genes alvo. A substituição da serina no Y1138 (Y1138S) perturba a activação do STAT 3 e provoca hiperfagia, diminuição da termorregulação e obesidade, mas não afecta a maturação e crescimento sexual (Bates *et al.*, 2003). Além disso, os ratos Y1138S são menos hiperglicémicos com expressão normal de neuropeptídio Y (NPY).

A ligação da leptina à *LEPR1* activa também o substrato receptor de insulina 1 (IRS-1) e o substrato receptor de insulina 2 (IRS-2), mitogen-activated protein kinase, extracellular-regulated kinase and phosphatidylinositol 3-kinase (PI3-kinase) (Niswender *et al.* , 2004). Leptin melhora a activação mediada por IRS2 da PI3-quinase no hipotálamo. Por outro lado, o bloqueio da actividade PI3-quinase impede a acção anoréctica da leptina (Niswender *et al.* , 2004). Leptin termina o seu sinal através da indução do supressor da sinalização de citocinas-3 (SOCS3), que pertence a uma família de proteínas que inibem a sinalização JAK-STAT (Howard *et al.* , 2004). A deficiência de SOCS3 aumenta a sensibilidade à leptina e previne a obesidade (Howard *et al.*, 2004).

Para além da activação do STAT 3, a leptina também induz a activação do STAT 5 e a administração sistémica da leptina foi recentemente detectada para aumentar o número de sinais nucleares STAT 5 no hipotálamo (Mutze *et al.*, 2007). No hipotálamo, a activação nuclear STAT 5 também foi relatada em resposta ao prolongamento da prolactina (Lerant *et al.*, 2001), e ao factor de necrose tumoral alfa (TNFa) (Rizk *et al.*, 2001). Contudo, a relevância funcional da activação nuclear STAT 5 induzida por leptina nas células hipotalâmicas é ainda desconhecida.

1.6 Funções do leptina

1.6.1 Regulação do apetite e do peso corporal

O papel fundamental da leptina como 'lipostato' na regulação do peso corporal tem sido um foco de muita investigação. Foi demonstrado que a injecção diária de leptina recombinante causa uma perda de peso significativa e reduz a ingestão de alimentos em ratos do tipo *ob/ob* e magros, enquanto que não foram observadas alterações em ratos *db/db* (Campfield *et al.*, 1995). Sabe-se agora que esta redução no consumo alimentar por leptina é mediada principalmente através do hipotálamo. Foi demonstrado que regula o apetite através de alterações na libertação de NPY, peptídeo relacionado com agouti (AgRP) e hormona estimulante de a-melanócitos (a-MSH) a partir dos núcleos hipotalâmicos, em particular o núcleo arqueado (ARC). *LEPR1 (LRb)* mRNA é altamente expresso nas duas populações distintas de neurónios ARC. Uma população sintetiza NPY e peptídeo relacionado com agouti, e a outra sintetiza pro-opiomelanocortina (POMC), que é processada para produzir a-MSH (Elmquist *et al.*, 1999, Schwartz *et al.*, 2000). Leptin down-regula NPY e AgRP, e causa uma redução na ingestão de alimentos, aumenta a saída do sistema nervoso simpático, aumentando assim o gasto de energia (Figura 1.2). A leptina também estimula a actividade dos neurónios POMC, resultando numa maior libertação de POMC e na sua conversão em a-MSH que diminui o apetite activando o receptor de melanocortina-4 (MC4R). AgRP é um antagonista da sinalização a-MSH/MC4R, bem como um inibidor da actividade endógena de MC4R (Schwartz *et al.*, 2000, Cowley *et al.*, 2001).

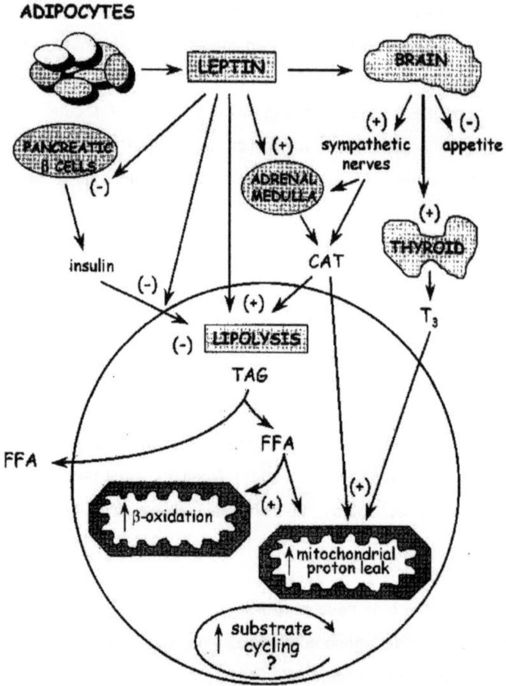

Figura 1.2: Vias através das quais a leptina afecta o metabolismo lipídico, o gasto energético e a ingestão calórica (Adaptado de Reidy & Weber, 2000).

Nota: (CAT) Catecolamina, (FFA) Ácido gordo livre, (TAG) Triacylglyceride, (T3) Triiodotironina, (+) Efeito estimulante, (-) Efeito inibidor

Leptin também modula as vias de sinalização do apetite que são independentes do NPY. Os ratos deficientes em NPY, que têm uma ingestão alimentar normal e peso corporal, mostram uma diminuição na ingestão alimentar, massa corporal e massa gorda quando tratados com leptina (Erickson *et al.,* 1996). É possível que uma série de outros factores que afectam o apetite, como a transcrição regulada por cocaína e anfetaminas (CART) (Friedman & Halaas, 1998, Elmquist et *al.*., 1999), orexina/hipocretina, hormona libertadora de corticotrofina (CRH) (Flier & Maratos-Flier, 1998), galanina (Beck et *al.*, 1993), colecystokinina, hormona concentradora de melanina, e neurotensina podem também estar envolvidos na redução do apetite induzido pela leptina.

Há também provas que sugerem que a perda de peso associada à leptina não se deve inteiramente a uma redução na ingestão de alimentos ou à supressão do apetite. As elevadas taxas de perda de tecido adiposo observadas em animais tratados com leptina podem também ser parcialmente atribuídas a aumentos na taxa metabólica, secundários ao aumento da actividade simpática (Chen *et al.* , 1996, Levin *et al.* , 1996, Ormseth *et al.* ,
1996) e estimulação dos ciclos do substrato (Clark *et al.*, 1973). Ficou demonstrado que a taxa de ciclagem do substrato de adipócitos humanos por triglicéridos/ácido gordo livre (TAG/FFA) está negativamente correlacionada com a obesidade (Bottcher & Furst, 1997). O tratamento *in vitro* com leptina dos adipócitos aumenta as células TAG/FFA (Wang *et al.*, 1999), sugerindo que a taxa de ciclagem TAG/FFA pode ser aumentada pela leptina. Este pode ser um possível mecanismo pelo qual a leptina aumenta as taxas metabólicas de repouso acima dos níveis basais. Além disso, a leptina também tem um impacto importante na contribuição relativa dos diferentes combustíveis oxidantes disponíveis. Em ratos *ob/ob, por exemplo, o* tratamento com leptina diminuiu o quociente respiratório de uma forma dose-dependente (Hwa *et al.*, 1997).

Verificou-se também que a leptina exerce a sua influência no gasto energético através do seu efeito no eixo hipotálamo-hipófise-tiróide. A hormona tiróide, triiodotironina (T3), é um dos principais reguladores da taxa metabólica, e a leptina impede a supressão rápida da hormona mRNA protirotrotropinificante nos neurónios do núcleo paraventricular hipotalâmico (Legradi *et al.*
,
1997) . Para além dos seus efeitos através do eixo hipotálamo-hipófise-tiróide, pensa-se também que a leptina é capaz de alterar a capacidade de fuga de protões das membranas, e consequentemente o gasto energético, variando a expressão do mRNA e a concentração da membrana da proteína de desacoplamento (UCP). Diferentes proteínas de desacoplamento são expressas em tecidos específicos e afectadas pela leptina através de diferentes vias. A UCP1 é apenas expressa em tecido adiposo castanho (Himms-Hagen, 1989). A administração de leptina causa um aumento dos níveis de UCP1 mRNA no tecido adiposo castanho e aumenta o gasto energético (Scarpace *et al.*, 1997). Este efeito é possivelmente mediado através do aumento da actividade simpática.

Por conseguinte, parece que o papel da leptina na regulação normal do peso corporal envolve tanto uma redução do consumo alimentar como um aumento das despesas energéticas. Este último pode ser alcançado através de vários mecanismos, que incluem um aumento da actividade simpática, activação do eixo hipotálamo-hipófise-tiróide, efeito directo na utilização do substrato, e talvez até certo ponto desacoplamento da fosforilação oxidativa.

1.6.2 A leptina e o controlo da maturação sexual

É sabido que o início da puberdade nos adolescentes, particularmente nas raparigas, está ligado à obtenção de massa gorda corporal adequada. A maturação sexual é retardada quando as condições metabólicas não são adequadas, como na restrição alimentar e na baixa gordura corporal (Kiess *et al.*, 1998). Uma vez atingidas as reservas adequadas de gordura, há um sinal para o cérebro de que o corpo está suficientemente desenvolvido para permitir as alterações puberais ou o início da vida reprodutiva (Frisch, 1980). A circulação dos níveis de leptina pode representar um sinal putativo para o hipotálamo, indicando que o estado nutricional é compatível com o início da função sexual (Figura 1.3). Em crianças normais, os níveis de leptina aumentam antes da puberdade e atingem o seu pico no início da puberdade (Garcia-Mayor *et al.*, 1997), após o que começam a diminuir nos rapazes mas continuam a aumentar nas raparigas, com níveis que dependem da massa gorda. Existe também uma correlação inversa entre os níveis de leptina e a idade da menarca nas mulheres (Matkovic *et al.*, 1997). O aumento dos níveis de leptina resulta no início precoce do ciclo menstrual nas mulheres. Acredita-se que o aumento dos níveis de leptina activa permissivamente o eixo hipotálamo-hipófise-gonadal e o início da puberdade (Mantzoros *et al.*, 1997, Kiess *et al.*, 1999, Clayton & Trueman, 2000, Dearth et *al.*, 2000). Verificou-se que a concentração de leptina urinária nocturna mostrou uma correlação positiva com LH e FSH à medida que as crianças avançam para a puberdade (Maqsood *et al.*, 2007). Estas observações sugerem que a leptina é um importante facilitador das fases iniciais da puberdade humana. Curiosamente, mutações dos genes *ob* e *db* resultam em hipogonadismo hipotalâmico em humanos (Strobel *et al.*, 1998). Do mesmo modo, os ratos *ob/ob* são também inférteis (Ingalls *et al.*, 1950), uma condição que se crê ser devida à redução dos esteróides gonadal circulantes secundários à insuficiência do impulso hipotalâmico-pituitário (Swerdloff *et al.*, 1978). A injecção de leptina recombinante restabelece evidentemente o estado de fertilidade nestes ratos (Chehab *et al.*, 1996, Mounzih *et al.*, 1997).

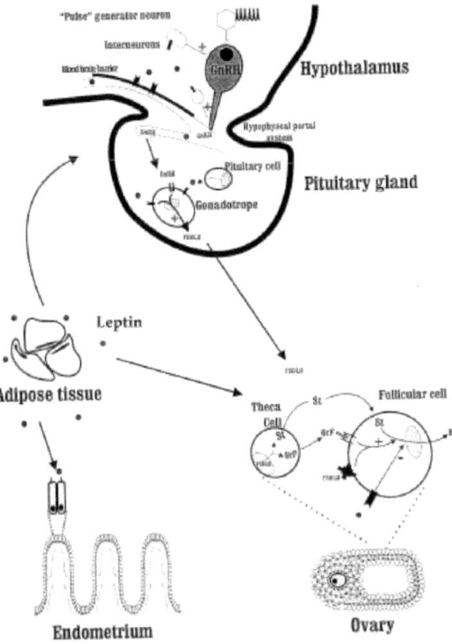

Figura 1.3: Interacção da leptina com o eixo hipotálamo-hipófise-gonadal e endométrio (Adaptado de Moschos *et al.*, 2002).

O mecanismo preciso pelo qual a leptina ajuda a desencadear o início da puberdade não é claro. Como os receptores de leptina são expressos em núcleos hipotalâmicos específicos, a leptina pode ser capaz de modular a expressão de vários neuropeptídeos hipotalâmicos (Ahima *et al.*, 2000). A este respeito, verificou-se que a leptina em concentrações muito baixas estimulava a libertação de LHRH a partir de explantes hipotalâmicos, e a libertação de FSH e LH a partir de pituitarias anteriores de ratos machos adultos, *in vitro*. Também se verificou que estimulava a libertação de LH, mas não de FSH na mesma espécie *in vivo* (Yu *et al.*, 1997). A administração sistémica de leptina a ratos *ob/ob* aumentou a secreção de FSH e LH tanto em ratos machos como fêmeas (Barash *et al.*, 1996). As fêmeas tratadas com leptina tinham níveis significativamente elevados de soro de LH, aumentaram o peso ovariano e uterino, e estimularam aspectos da histologia ovariana e uterina em comparação com os controlos (Barash *et al.*, 1996). Os machos tratados com leptina tinham níveis séricos de FSH significativamente elevados, aumento dos pesos da vesícula testicular e seminal, maior altura das células epiteliais da vesícula seminal, e contagem elevada de espermatozóides em comparação com os controlos (Barash *et al.*, 1996). Estes resultados demonstram que a leptina estimula o sistema endócrino reprodutivo em ambos os sexos de ratos *ob/ob* e sugerem que a leptina pode servir como um sinal permissivo para o sistema reprodutivo de animais normais.

A forma exacta como a leptina estimula o hipotálamo não é clara. Verificou-se que a infusão central de NPY em ratos atrasa a maturação sexual (Gruaz *et al.*, 1993), e pode ser proposto que os níveis crescentes de leptina em torno da puberdade suprimem transitoriamente a libertação de NPY do hipotálamo, libertando assim o travão hipotalâmico no início da puberdade (Ahima *et al.*, 1997). São claramente necessários mais estudos para elucidar o mecanismo exacto da acção da leptina no início da puberdade.

A presença de receptores de leptina em testículos de rato (Zamorano *et al.*, 1997) e nas células germinativas em ratos (El-Hefnawy *et al.*, 2000) sugere que também pode haver uma acção directa de leptina no testículo, para além dos seus efeitos no eixo hipotálamo-hipófise-gonadal. A análise da localização celular do mRNA *LEPR* mostra um padrão de expressão disperso no tecido do testículo adulto e sinais específicos a serem detectados nas células de Leydig e Sertoli (Hoggard *et al.*, 1997). Curiosamente, o mRNA para todas as isoformas de *LEPR* foi relatado nos testículos e o gene *LEPR* no testículo de rato é expresso ao longo do desenvolvimento pós-natal (Tena-Sempere *et al.* , 2001a). O papel preciso da leptina e dos receptores nos testículos não é claro e continua a ser um foco de estudo. A presença de *LEPR* tanto nas células de Sertoli como de Leydig sugere que pode ter um papel na função endócrina dos testículos e na espermatogénese. Há portanto necessidade de examinar o papel preciso da leptina na regulação normal da função reprodutiva no macho.

1.6.3 A leptina e a fertilidade

A evidente correlação positiva entre gonadotrofinas e leptina, particularmente durante a puberdade em ambos os sexos, sugere que a leptina tem um papel significativo na reprodução e pode exercer a sua influência na actividade reprodutiva através do eixo hipotálamo-hipófise-gonadal. A presença de proteínas de leptina em corticotropos, somatotropos, gonadotropos e tireótropos humanos apoia ainda mais esta contenção (Jin *et al.*, 1999, Vidal *et al.*, 2000). Mais apoio vem de observações que a expressão leptina na pituitária anterior muda durante os diferentes estados reprodutivos no rato. Por exemplo, o mRNA da leptina pituitária anterior demonstrou ter um aumento de 2 vezes do metestrus para o diestrus, seguido de uma diminuição de 86 % no proestrus (Akhter *et al.*, 2007). Além disso, verificou-se que a diminuição da fertilidade é uma parte inerente dos fenótipos de *ob/ob, db/db* e *fa/fa* roedor (Lane & Dickie, 1954, Coleman, 1978, Mounzih et *al.*, 1997). A infertilidade do rato *ob/ob* deficiente em leptina pode ser corrigida pela administração de leptina (Ahima *et al.,* 1996, Chehab *et al.,* 1996). Além disso, animais homozigotos para um defeito receptor de leptina apresentam perdas tanto no crescimento como nos eixos do sistema reprodutivo, onde a puberdade é atrasada e a fertilidade severamente prejudicada (Popovic *et al.*, 2001, Urbanski, 2001).

Para além dos seus efeitos mediados centralmente, a leptina também exerce os seus efeitos sobre vários órgãos periféricos, como evidenciado pela presença de receptores de leptina. Ao contrário do receptor de leptina do sistema nervoso central, a expressão do receptor de leptina em células de granulosa ovariana não é essencial para a fertilidade (Zamorano *et al.,* 1997). Os ovários de ratos normalmente anovulatórios *ob/ob* e *db/db* conseguiram ovular quando transplantados em ratos fêmeas não mutantes (Friedman *et al.*, 1991, Spicer & Francisco, 1997). Assim, parece que a infertilidade dos ratos fêmeas *ob* e *db* é resultado de uma disfunção hipotalâmica, em vez de uma disfunção ovariana primária. A administração de leptina a ratos famintos inverte a diminuição de gonadotrofinas e esteróides gonadais em circulação, e restabelece a função ovulatória em fêmeas famintas (Ahima *et al.*, 1996). Além disso, a incubação *in vitro* de células de granulosa bovina com concentrações fisiológicas de leptina atenuou a libertação de estradiol e progesterona induzida pela insulina, sugerindo que a leptina pode afectar a síntese de esteróides gonadais por efeitos directos nas células de granulosa, bem como pela sua influência no eixo gonadal a nível hipotalâmico-pituitário (Ahima *et al.*, 1996).

Leptin está de facto envolvido na regulação da função reprodutiva masculina. A função reprodutiva no hipogonadismo hipogonadotrópico em ratos machos *ob/ob*, por exemplo, foi restaurada pelo tratamento com leptina (Mounzih *et al.,* 1997). A administração sistémica de leptina em ratos e ratazanas provocou a secreção de FSH e LH (Barash *et al.* , 1996, Gonzalez *et al.* , 1999). Enquanto nos seres humanos, a ausência de leptina endógena causou hipogonadismo e atraso no desenvolvimento puberal (Strobel *et al.,* 1998, Wauters *et al.,* 2000).

Aparentemente, os mecanismos pelos quais a leptina regula a função reprodutiva masculina são multifacetados e envolvem acções a diferentes níveis do eixo hipotalâmico-hipófise-gonais (Figura 1.4), incluindo talvez também ao nível dos espermatozóides, uma vez que há evidência de receptores de leptina e secreção de leptina por espermatozóides ejaculados (Aquila *et al.,* 2005). O alvo principal da leptina no hipotálamo está bem estabelecido (Casanueva & Dieguez, 1999, Ahima et *al.,* 2000). A presença de receptores de leptina em núcleos hipotalâmicos específicos e a capacidade da leptina de modular vários neuropeptídeos hipotalâmicos estão bem documentados (Zamorano *et al.,* 1997, Ahima & Hileman, 2000). A leptina é mais susceptível de estimular o hipotálamo a secretar GnRH (Yu *et al.,* 1997, Magni *et al.*, 1999). Para além das acções primárias de leptina a nível hipotalâmico, o padrão e a distribuição dos receptores de leptina indica uma possibilidade adicional de acção directa da leptina nos órgãos alvo. Os efeitos directos da leptina no controlo da função hipofisária foram avaliados onde a leptina aumentou significativamente a secreção de LH basal e estimulada por GnRH dos hemi-pituitários de ratos machos alimentados normalmente (Yu *et al.* , 1997). Relativamente aos efeitos directos da leptina a nível gonadal, foram relatadas evidências iniciais de um papel inibidor da leptina na função testicular, onde se verificou que a leptina inibe consistentemente a secreção basal e estimulada de testosterona por testículos adultos (Tena-Sempere *et al.* , 1999). Por outro lado, descobriu-se que a própria testosterona suprime a produção de leptina (Watanobe & Suda, 1999). A análise da localização celular do mRNA *Ob-R* mostrou um padrão de expressão disperso no tecido de testículo adulto em ratos com sinais específicos detectados nas células de Leydig e Sertoli (Hoggard *et al.*, 1997, Caprio *et al.*, 1999, Tena-Sempere *et al.*, 2001). A expressão *Ob-R* em células germinativas de ratos também foi relatada (El-Hefnawy *et al.*, 2000). A expressão *Ob-R* a nível testicular também resultou numa variedade de isoformas emendadas. Além dos abundantes níveis de expressão *Ob-Rb* mRNA da expressão *Ob-Ra, O-Rc, Ob-Rf* e *Ob-Re* mRNA foram também detectados em testes pré-puberais e adultos (Tena-Sempere *et al.*, 2001a).

Uma acção inibitória directa da leptina sobre a gónada masculina pode ser relevante para explicar a diminuição dos níveis séricos de androgénio observados em homens obesos humanos (Isidori *et al.*, 1999) e também a correlação inversa entre os níveis séricos de leptina e testosterona no homem e nos roedores (Luukkaa *et al.* , 1998, Watanobe & Suda, 1999). Esta evidência convincente indica que a leptina, para além do seu papel durante a puberdade, pode desempenhar um papel significativo na regulação do eixo gonadal masculino, onde as acções reguladas são realizadas a diferentes níveis do eixo hipotálamo-hipófise-gonadal que envolvem efeitos estimuladores e inibidores. Embora se tenha verificado que a leptina diminui os níveis séricos de testosterona, até à data não existem estudos que investiguem o impacto da leptina na espermatogénese, particularmente quando existem provas que liguem a obesidade à infertilidade no macho. Verificou-se que os níveis de leptina plasmática seminal são inferiores em doentes com parâmetros de espermiograma normais, em comparação com amostras de sémen patológico, e mostraram uma correlação negativa com a motilidade dos espermatozóides humanos (Glander *et al.*, 2002). Até agora, a maioria dos estudos indicou tanto efeitos positivos como negativos da leptina na função gonadal. Este estudo examina, portanto, os efeitos da administração exógena de leptina na contagem e morfologia dos espermatozóides.

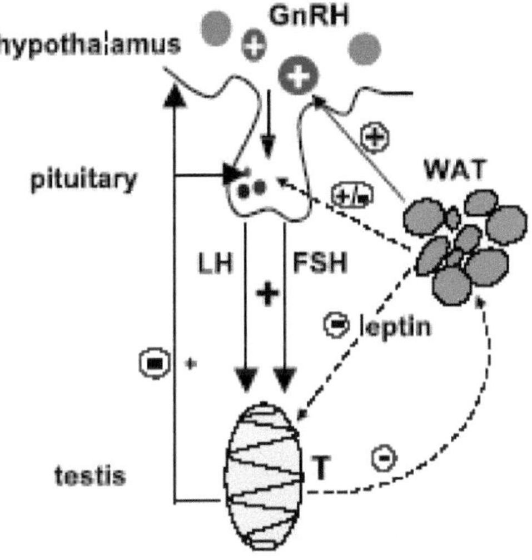

Figura 1.4: O modelo do modo complexo de acção de leptina a diferentes níveis do eixo hipotalâmico - hipófise-esticular (Adaptado de Tena-Sempere & Barreiro, 2002).

Nota: (T) Testosterona, (WAT) Tecido adiposo branco, (+) Efeito estimulante, (-) Efeito inibidor

1.7 Objectivos do estudo

Os objectivos deste estudo eram investigar o efeito da leptina nas funções reprodutivas masculinas que incluem o ensaio de esperma (contagem e morfologia do esperma), histologia dos túbulos seminíferos (diâmetro tubular seminífero e altura epitelial seminífera) e o peso dos órgãos reprodutores (testículos, epidídimo, próstata e vesículas seminais). Este estudo também investiga o efeito da leptina nos níveis séricos de FSH, LH e testosterona. Apesar da capacidade da leptina para regular o peso corporal e a ingestão de alimentos, este estudo também examina o efeito da administração de leptina sobre o peso corporal, a ingestão de alimentos e água.

CAPÍTULO DOIS
MATERIAIS E MÉTODOS

2.1 Grupo experimental

Cento e trinta (130) ratos Sprague Dawley machos com um peso médio de 200 ± 1,44 g foram adquiridos na casa de animais, Universiti Sains Malaysia. Os animais foram alojados individualmente em gaiolas metabólicas e mantidos na sala de espera de animais, no departamento de fisiologia. Todos os animais eram mantidos em condições laboratoriais normais e tinham acesso *ad libitum* à comida e água dos animais.

Os ratos foram aleatorizados em grupos de controlo e tratados com leptina. As ratazanas nos grupos tratados com leptina foram dadas para 5, 10 ou 30 pg/kg de peso corporal de leptina intra-peritonealmente diariamente durante 7, 15 ou 42 dias (Figura 2.1). Foram administrados 0,1 ml de 0,9% de soro fisiológico normal diariamente a ratos de controlo durante 0 ou 7 ou 15 ou 42 dias. Leptin (recombinante de ratos expresso em *E. coli)* foi comprado à Sigma-Aldrich Inc., E.U.A. com pureza superior a 97%. A leptina no frasco foi reconstituída pela adição de 0,5 ml de 0,2 pm - 15 mM HCl filtrado para dissolver a proteína. Após a proteína dissolvida, foram adicionados 0,3 ml de NaOH 0,2 pm-filtrado 7,5 mM para levar o pH até aproximadamente 5,2. Após a reconstituição, a leptina foi armazenada em alíquotas de trabalho a - 80 °C. O peso corporal, alimentação e ingestão de água foram medidos de dois em dois dias durante os períodos experimentais.

No final de cada período de tratamento, os animais eram pesados e anestesiados com éter (BDH Laboratory supplies, Inglaterra) e mortos por luxação cervical. A laparotomia foi então imediatamente realizada e os testículos, epidídimo, próstata e vesículas seminais foram removidos (Figura 2.2). O sémen foi suavemente espremido para fora das vesículas seminais. Os órgãos removidos foram então removidos da gordura visível e do tecido conjuntivo e pesados. O peso relativo dos órgãos foi calculado e expresso em peso de órgão por 100 g de peso corporal. Todos os órgãos, excepto o epidídimo direito, que foi utilizado para a contagem e morfologia dos espermatozóides, foram transferidos para frascos contendo o líquido de Bouin. Foram recolhidas amostras de sangue da veia cava inferior para ensaios hormonais.

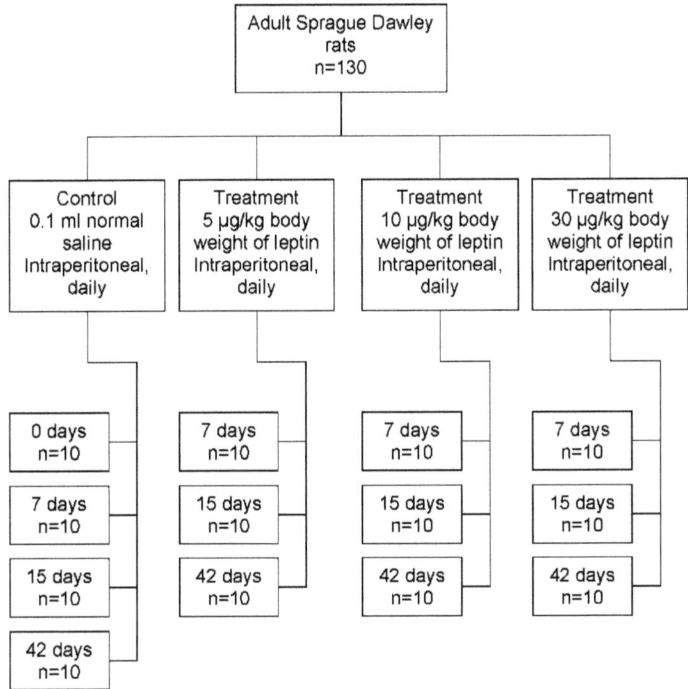

Figura 2.1: Fluxograma que representa os grupos experimentais e de controlo.

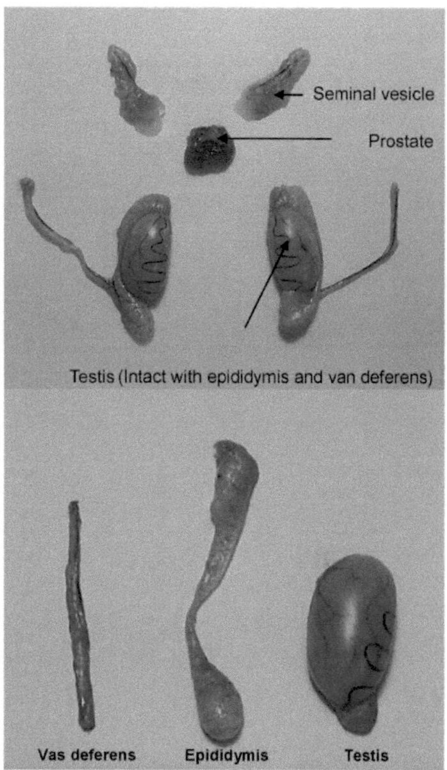

Figura 2.2: Fotografias dos órgãos reprodutores.

2.2 Ensaio de hormonas

2.2.1 Determinação da concentração de soro de leptina

A concentração de leptina sérica nas amostras foi medida utilizando o kit de Ensaio Imunométrico enzimático de leptina (EIA) da Cayman Chemical (Cayman Chemical, E.U.A.). Todos os reagentes foram levados à temperatura ambiente antes da realização do ensaio.

As amostras de controlo de qualidade foram re-suspendidas em 350 pl de água desionizada. Todas as amostras de soro, padrões e controlos de qualidade foram diluídas com um tampão de diluição (100 amostras de soro de pl/normas/controlos de qualidade e 200 tampão de diluição de pl). Alíquotas de 100 pl de padrões de leptina (1, 2, 5, 10, 20 e 50 ng/ml), controlo de baixa qualidade (5,6 ± 0,4 ng/ml), controlo de alta qualidade (21,8 ± 2,4 ng/ml), e amostras de soro foram pipetadas para poços apropriados em duplicado. A placa foi coberta com uma tampa de placa e incubada à temperatura ambiente durante uma hora num mini agitador a 300 rpm. A placa foi lavada três vezes com solução de lavagem (300 pl/poço), que foi preparada mais cedo, diluindo 15 ml de solução de lavagem concentrada com 285 ml de água desionizada. Uma alíquota de 100 pl de solução conjugada foi adicionada a cada poço. A placa foi coberta e incubada à temperatura ambiente durante uma hora num mini agitador a 300 rpm. Os poços foram então lavados três vezes com solução de lavagem (300 pl/poço) e 100 pl de solução de substrato foi então adicionado a cada poço. A placa foi coberta com folha de alumínio para evitar a exposição da placa à luz solar directa. Depois de incubar durante 10 minutos à temperatura ambiente, o desenvolvimento da cor foi interrompido pela adição de 100 pl de solução de paragem.

O fundo da placa foi limpo com um tecido limpo para remover impressões digitais ou sujidade e a placa foi lida a 450 nm com uma referência a 650 nm, utilizando o Ultra Microplate Reader (Bio-Tek Instruments, EUA), dentro de 10 minutos após a adição da solução de paragem.

2.2.2 Determinação do Hormônio Estimulante Folicular Sérico (FSH) e Hormônio Luteinizante (LH)

Os níveis de soro FSH e LH foram medidos utilizando o kit de ensaio de imunoabsorção enzimática DRG (ELISA) (DRG Instrument, Alemanha). Todas as amostras e reagentes para ELISA foram levados à temperatura ambiente antes da realização do ensaio. As amostras e os reagentes foram suavemente misturados sem espumar.

O número desejado de poços de microtitulação revestidos foi fixado no suporte. O conteúdo liofilizado do frasco padrão foi reconstituído com 1,0 ml de água deionizada. Alíquotas de 25 pl de padrões (padrões FSH: 0, 5, 10, 20, 50, e 100 mIU/ml; padrões LH: 0, 10, 20, 40, 100 e 200 mIU/ml) e amostras de soro foram pipetadas em poços apropriados em duplicado seguido pela adição de 100 pl de conjugado enzimático anti-FSH (para determinação FSH) e conjugado enzimático anti-LH (para determinação LH) em cada poço. A mistura foi cuidadosamente misturada e incubada durante 30 minutos à temperatura ambiente. O conteúdo dos poços foi sacudido bruscamente. Os poços foram lavados com água desionizada (300 pl/poço) e depois drenados em papel absorvente para remover as gotículas de água residuais. O procedimento de lavagem foi repetido cinco vezes. Após a lavagem, 100 pl de solução de substrato foram adicionados a cada poço e incubados durante 10 minutos à temperatura ambiente. A reacção enzimática foi interrompida pela adição de 50 pl de solução de paragem a cada poço.

O fundo da placa foi limpo com um tecido limpo para remover impressões digitais ou sujidade e foi lido num leitor de Ultra Microplaca (Bio-Tek Instruments, EUA) a 450 nm com uma referência a 650 nm dentro de 10 minutos após a adição da solução de paragem.

2.2.3 Determinação da testosterona do soro

A testosterona sérica foi medida utilizando o kit de imunoensaio enzimático DRG Testosterone (ELISA) (DRG Instrument, Alemanha). Todas as amostras e reagentes para ELISA foram levados à temperatura ambiente antes da realização do ensaio.

O número desejado de poços de microtitulação foi fixado no suporte. Uma alíquota de 25 pl de cada padrão de testosterona (0, 0,2, 0,5, 1, 2, 6 e 16 ng/ml) e amostras de soro foram pipetadas para poços apropriados em duplicado seguido pela adição de 200 pl de conjugado enzimático em cada poço. A mistura foi misturada em vortex durante 10 segundos e depois incubada durante 60 minutos à temperatura ambiente. O conteúdo dos poços foi agitado bruscamente, após o que os poços foram lavados com 300 pl de solução de lavagem por poço. A solução de lavagem foi preparada diluindo 30 ml de solução de lavagem concentrada com 1170 ml de água deionizada a um volume final de 1200 ml. O procedimento de lavagem foi repetido três vezes. É importante realizar o procedimento de lavagem correctamente, uma vez que pode influenciar a sensibilidade e precisão do ensaio. Os poços foram drenados em papel absorvente para remover gotículas residuais, após o que 200 pl de solução de substrato foram adicionados a cada poço e incubados durante 15 minutos à temperatura ambiente. A reacção enzimática foi interrompida com a adição de 100 pl de solução de paragem a cada poço.

O fundo da placa foi limpo com um tecido limpo para remover impressões digitais ou sujidade, pois as manchas no fundo da placa podem alterar significativamente as leituras de absorção. A placa foi lida a 450 nm com uma referência a 650 nm utilizando o Ultra Microplate Reader (Bio-Tek Instruments, EUA), dentro de 10 minutos após a adição da solução de paragem.

2.3 Avaliação histológica dos testículos

Os testículos certos de todas as amostras foram imersos - fixados na solução de Bouin durante 24 horas. A solução de Bouin que foi utilizada como fixador foi preparada adicionando 750 ml de ácido pícrico (Sigma-Aldrich Inc., EUA) a 250 ml de 37% de formaldeído (Merck, Alemanha) e 50 ml de ácido acético glacial (Merck, Alemanha). A mistura foi misturada e mantida num frasco para utilização posterior. A indexação imersa foi realizada perfurando a túnica albugínea de cada testículo com uma agulha de seringa de 18 gauge cerca de seis vezes e colocando o testículo no fixador. Após 24 horas de imersão, os testículos foram cortados com uma lâmina cirúrgica afiada e colocados dentro de um cassete de histologia. Os tecidos do fixador de Bouin foram embebidos em etanol a 70% durante sete dias com mudanças diárias do etanol a 70% para remover o fixador de Bouin do tecido. O processamento subsequente do tecido incluiu a imersão dos tecidos em graus ascendentes de etanol (70%, 95% e 100%) durante duas horas com duas mudanças com um intervalo de uma hora para desidratar o tecido. O tecido foi então colocado em xileno durante três horas com três mudanças de xileno a intervalos de uma hora. O tecido foi então transferido para a parafina quente com três mudanças a intervalos de uma hora e depois incorporado em cera de parafina fresca utilizando um doseador de parafina (Sakura Tissue-Tek TEC, Japão). Os tecidos solidificados em parafina foram cortados em fatias de 5 pm de espessura num microtoma (Leica RM2145, Alemanha). As fatias de tecido embebidas em parafina foram então autorizadas a flutuar num banho de água (Fisher Tissue Prep Model 135, U.S.A) a uma temperatura de 50 °C para criar uma expansão da secção a fim de compensar a compressão causada durante o corte. As secções foram recolhidas numa lâmina de vidro limpa e as lâminas foram colocadas num aquecedor de lâminas (Cole-Parmer, E.U.A) a uma temperatura de 60 °C para remover as gotículas de água da secção. Depois disto, as lâminas foram coradas.

2.3.1 Coloração de Hematoxilina e Eosina (H&E)

As secções das lâminas foram coradas utilizando o procedimento de coloração padrão de hematoxilina e eosina (H&E). Em primeiro lugar, as secções foram desparafinizadas em xileno. Em seguida, as secções foram embebidas em graus descendentes de etanol (100 %, 95 %, 90 % e 80 % de etanol) a intervalos de dois minutos para re-hidratar o tecido. As secções foram lavadas em água corrente durante cinco minutos e depois coradas com hematoxilina Harris modificada (Richard-Allan Scientific, E.U.A.) durante 20 minutos. Em seguida, as secções foram lavadas novamente durante cinco minutos em água corrente e depois diferenciadas em 1 % de álcool ácido, seguido de lavagem com água da torneira. Depois disso, as secções foram mergulhadas em água com amoníaco durante 10 segundos para fazer bluing, seguidos de lavagem com água da torneira. As secções foram então coradas com eosina Y alcoólica (Richard-Allan Scientific, EUA) durante dois minutos e desidratadas em graus ascendentes de etanol (90%, 95% e 100%) seguidos de xileno para limpar as lâminas. As secções foram montadas com DPX (BDH Laboratory supplies, Inglaterra) e uma lâmina de cobertura foi aplicada para proteger e preservar a secção.

2.3.2 Análise de slides

As lâminas foram examinadas para detectar quaisquer diferenças morfológicas entre os ratos tratados com leptina e os seus controlos (Figura 2.3). O diâmetro tubular seminífero (STD) e a altura do epitélio seminífero (SEH) foram medidos utilizando um analisador de imagem (Leica, Alemanha). O diâmetro tubular seminífero foi medido em dois locais (Figura 2.3) em 20 túbulos cortados transversalmente por lâmina, a partir dos quais o diâmetro médio foi calculado. A altura do epitélio seminífero foi medida desde a membrana do porão até à superfície do epitélio em duas regiões diferentes e expressa como média das duas medições (Figura 2.3).

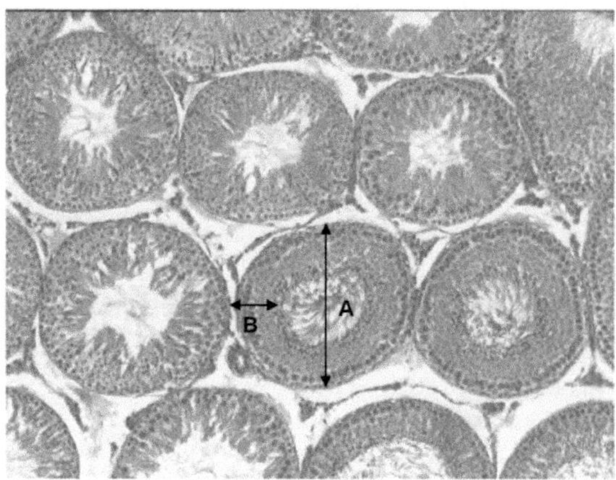

Figura 2.3: Secção histológica do testículo.

Nota: (A) Diâmetro tubular seminífero, (B) Altura do epitélio seminífero.

2.4 Análise de espermatozóides

2.4.1 Contagem de espermatozóides

Para a contagem de esperma, o caudal de epidídimo foi primeiro picado com uma tesoura afiada em 2 ml de soro fisiológico normal, e a mistura foi depois filtrada através de uma rede de nylon de 80-pm. Duas gotas de eosina Y foram então adicionadas ao filtrado e deixadas em repouso durante 30 minutos. Uma alíquota da suspensão epidídima corada foi removida utilizando uma pipeta (utilizada para contagem de glóbulos brancos) até à marca de 0,5 e depois diluída em solução salina normal até ao nível marcado 11 na pipeta. Após a mistura completa, a suspensão foi colocada numa câmara de Neubauer (Hawksley, Inglaterra). A câmara do Neubauer foi colocada sob um microscópio e vista com uma ampliação de 400. A média das contagens de esperma em oito quadrados medindo 0,1 cm2 foi calculada e expressa em milhões/ml após correcção para diluição (x 20).

2.4.2 Morfologia do esperma

Para o exame da morfologia do esperma, foi colocada uma gota da mesma suspensão numa lâmina limpa e foi preparado um esfregaço. As lâminas foram secas ao ar, codificadas e depois examinadas. Um total de 200 espermatozóides de cada animal foram examinados sob microscopia ligeira com uma ampliação de 400. Os espermatozóides foram classificados em tipos normais e anormais (Figura 2.4). O esperma de rato normal tem uma cabeça complexa, em forma de gancho e uma cauda relativamente longa. As anomalias podem ser classificadas como afectando a cabeça, a peça média ou a cauda. As anormalidades da cabeça podem ser sem gancho, em forma de banana, microcefalia, espermatozóides de cabeça dupla ou defeito na junção cefalo-cauda do esperma. Do mesmo modo, a categoria de cauda anormal incluía cauda normal mas cauda separada da cabeça, enrolada, cauda dupla ou rabo partido.

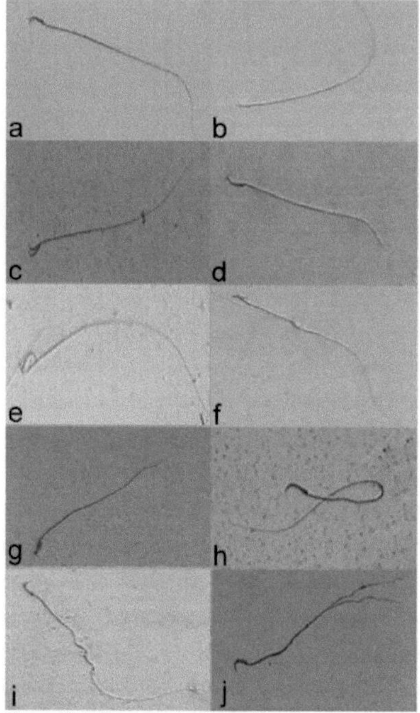

Figura 2.4: Espermatozóides de rato normais e anormais.

Nota: (a) esperma normal, (b) esperma sem cabeça, (c) esperma de cabeça dupla, (d) esperma sem gancho, (e) junção de cefalo cauda, (f) esperma de microcefalia, (g) espermatozóide em forma de banana, (h) cauda enrolada, (i) cauda partida, (j) cauda dupla.

2.5 Análises estatísticas

Os dados de peso corporal, ingestão de alimentos e ingestão de água foram analisados utilizando a análise de medidas repetidas de variância (ANOVA) com o teste *pós-hoc de* Tukey. Foi utilizada ANOVA unidireccional para calcular diferenças significativas em cada ponto de tempo. A significância estatística foi aceite em $p<0,05$.

Os resultados para hormonas séricas, peso dos órgãos, histológico dos testículos e análise de esperma foram analisados utilizando a análise multivariada de variância (ANOVA) com o teste *pós-hoc de* Tukey. O significado estatístico foi aceite em $p<0,05$.

CAPÍTULO TRÊS
RESULTADOS

3.1 Peso corporal

Foram evidentes ligeiros aumentos no peso corporal em todos os ratos durante o período de estudo de sete dias (Figura 3.1). Contudo, não foram evidentes diferenças significativas entre os animais tratados com leptina e os seus controlos de idade ou entre os vários grupos tratados com leptina.

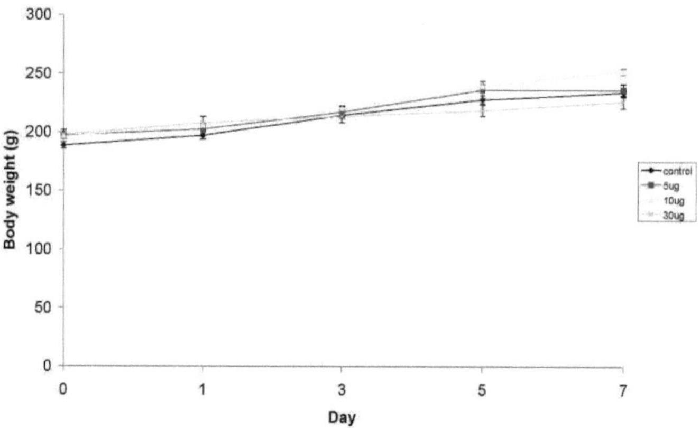

Figura 3.1: Peso corporal em ratos controlados e tratados com leptina durante o período de tratamento de 7 dias.

O peso corporal médio aumentou durante o período de estudo de 15 dias em todos os grupos (Figura 3.2). O peso corporal foi mais elevado a partir do nono dia em todos os grupos quando comparado com os seus respectivos pesos nos dias 0 e 1. No entanto, não foram evidentes diferenças significativas no peso corporal entre ratos tratados com leptina e os seus controlos de acordo com a idade durante o período de estudo.

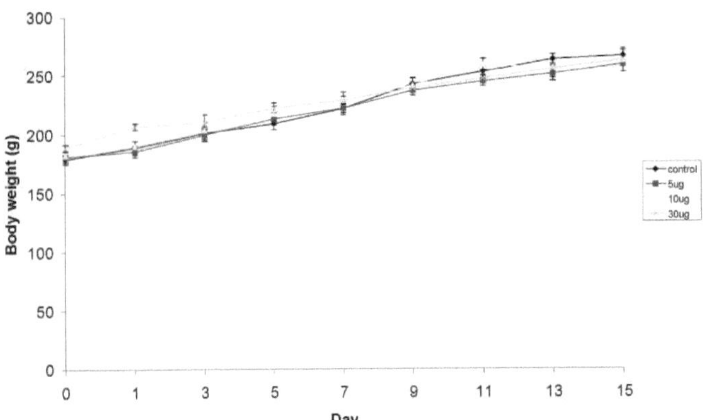

Figura 3.2: Peso corporal em ratos controlados e tratados com leptina durante o período de tratamento de 15 dias.

O peso corporal aumentou significativamente em todos os ratos durante o período de 42 dias (Figura 3.3). Embora os pesos corporais fossem consistentemente mais baixos nos grupos tratados com leptina, a diferença estatisticamente significativa em relação aos controlos só foi evidente nos ratos tratados com 5 pg de leptina. Não foram evidentes diferenças significativas nos pesos corporais médios entre os grupos tratados com leptina durante o período de estudo.

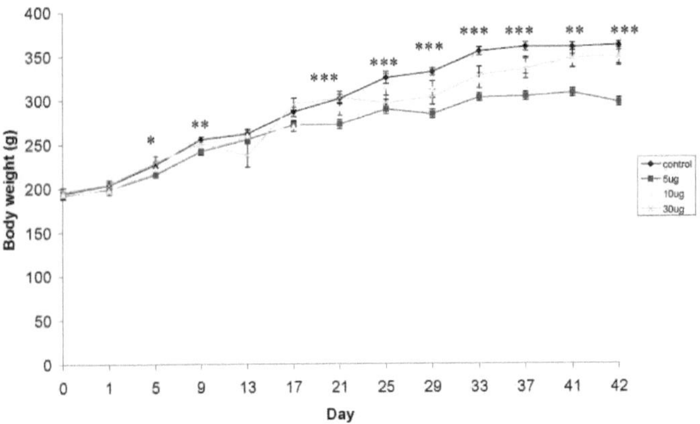

3.2 Consumo alimentar

O consumo alimentar aumentou ligeiramente durante o período de estudo em todos os grupos (Figura 3.4). Não houve diferenças significativas no consumo alimentar entre os ratos controlados e os tratados com leptina, excepto no primeiro dia, quando a ingestão média de alimentos foi significativamente mais elevada em ratos aos quais foram administrados 5 pg de leptina quando comparada com a ingestão nos ratos de controlo.

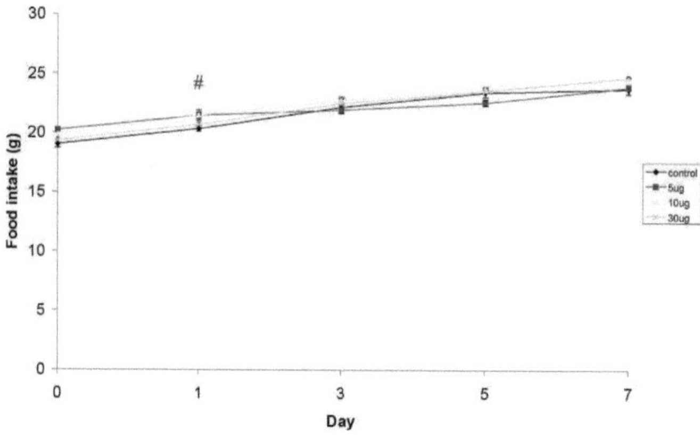

# $p<0.05$, comparação entre controlo e 10 pg

Figura 3.4: Ingestão de alimentos em ratos controlados e tratados com leptina durante o período de tratamento de 7 dias.

O consumo alimentar aumentou ligeiramente durante o período de estudo de 15 dias em todos os grupos, particularmente durante os primeiros cinco dias do estudo (Figura 3.5). A ingestão alimentar foi significativamente menor nos dias 1, 3 e 5 em ratos tratados com 5 pg de leptina quando comparada com a ingestão durante os dias correspondentes nos grupos de controlo. Contudo, não foram evidentes diferenças significativas nem entre os grupos tratados com leptina nem entre os grupos tratados com 10 e 30 pg de leptina e os grupos de controlo.

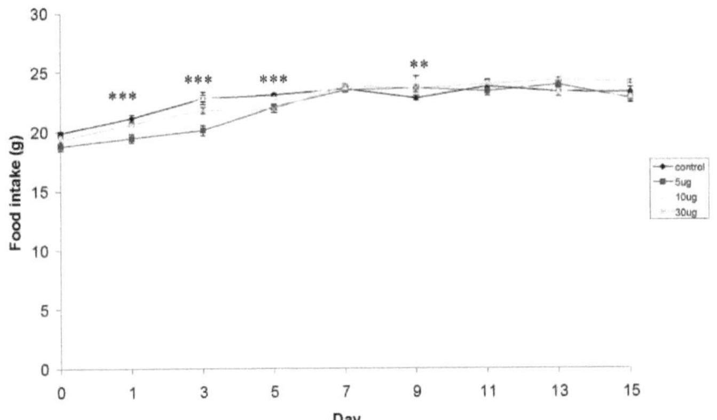

1 $p<0.01$, ** *** $p<0.001$, comparação entre controlo e 5 pg

Figura 3.5: Ingestão de alimentos em ratos controlados e tratados com leptina durante o período de tratamento de 15 dias.

O consumo alimentar aumentou durante o período de estudo de 42 dias em todos os grupos (Figura 3.6). Contudo, ao comparar o consumo alimentar dos vários grupos, o consumo alimentar foi significativamente menor nos dias 5, 17, 21, 37 e 42 em ratos tratados com 10 pg de leptina quando comparado com os seus controlos correspondentes. A ingestão alimentar foi também mais baixa nos dias 5, 9, 21, 33, 37, 41 e 42 em ratos que receberam 30 pg de leptina quando comparada com os seus controlos correspondentes. A ingestão alimentar em ratos tratados com 10 pg de leptina foi significativamente inferior nos dias 13, 17, 25 e 42, mas superior no dia 41 quando comparada com ratos aos quais foram administrados 5 pg de leptina. O consumo alimentar de ratos tratados com 30 pg de leptina foi também mais baixo nos dias 5, 9, 13, 17, 29, 33 e 42 quando comparado com ratos aos quais foram administrados 5 pg de leptina. Geralmente havia uma tendência para que a ingestão de alimentos fosse um pouco mais baixa em ratos tratados com leptina.

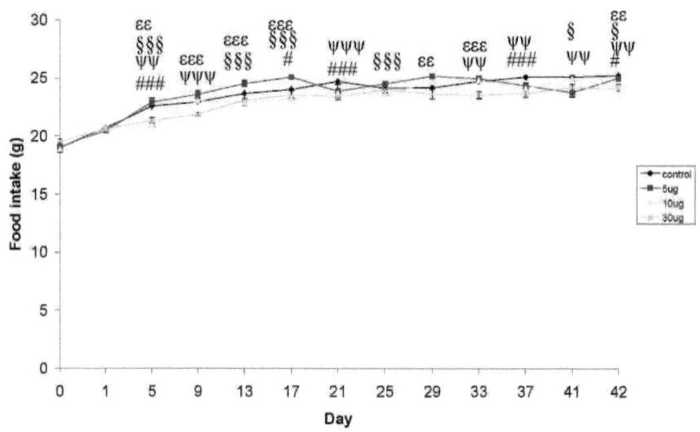

p<0.05, #### p<0.001, comparação entre controlo e 10 pg

ΦΦ p<0.01, ϕϕϕ p<0.001, comparação entre o controlo e 30 pg

§ p<0,05, §§§ p<0,001, comparação entre 5 pg e 10 pg

££ p<0,01, £££ p<0,001, comparação entre 5 pg e 30 pg

Figura 3.6: Ingestão de alimentos em ratos controlados e tratados com leptina durante o período de tratamento de 42 dias.

3.3 Entrada de água

O consumo de água aumentou ligeiramente com a idade em ratos (Figura 3.7) mas não foram evidentes diferenças significativas no consumo de água entre ratos controlados e ratos tratados com leptina.

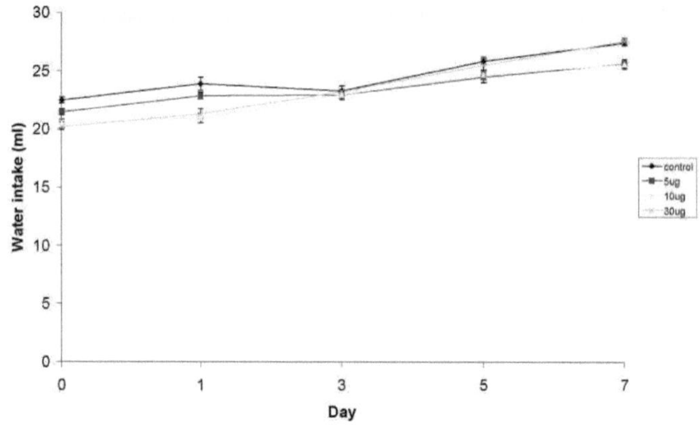

Figura 3.7: Entrada de água em ratos controlados e tratados com leptina durante o período de tratamento de 7 dias.

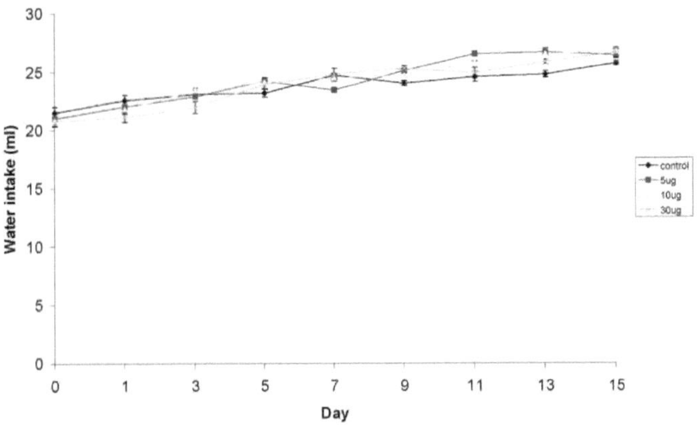

O consumo de água aumentou com a idade em todos os grupos de ratos (Figura 3.8). Contudo, não foram evidentes diferenças significativas no consumo de água entre os grupos de controlo e os grupos tratados com leptina.

Figura 3.8: Entrada de água em ratos controlados e tratados com leptina durante o período de tratamento de 15 dias.

O consumo de água aumentou com a idade em grupos controlados e tratados com leptina (Figura 3.9). Contudo, quando comparado com os controlos, o consumo de água era mais baixo em ratos tratados com leptina em alguns dos dias. Além disso, a ingestão de água em ratos aos quais foram administrados 10 e 30 pg de leptina foi significativamente menor quando comparada com a dos ratos tratados com 5 pg de leptina. A ingestão de água em ratos aos 30 pg de leptina foi significativamente mais elevada nos dias 5, 9, 13 e 17, mas significativamente mais baixa nos dias 21, 25 e 41 quando comparada com a dos dias correspondentes em ratos tratados com 10 pg de leptina.

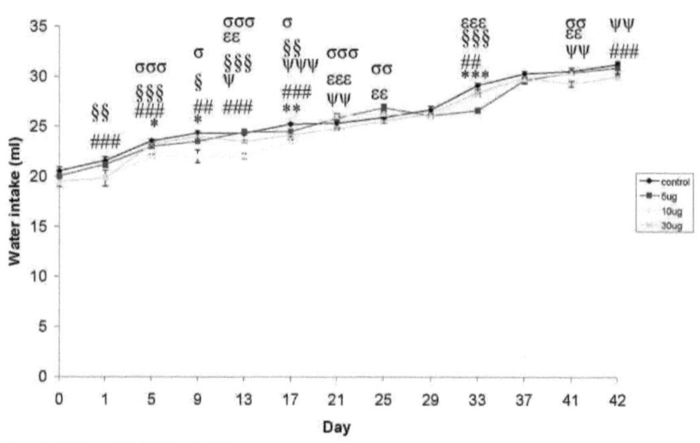

* p<0.05, ** p<0.01, *** p<0.001, comparação entre controlo e grupo de 5 pg

p<0.01, #### p<0.001, comparação entre controlo e grupo de 10 pg

ф p<0.05, фф p<0.01, ффф p<0.001, comparação entre o grupo de controlo e o grupo de 30 pg

§ p<0.05, §§ p<0.01, §§§ p<0.001, comparação entre 5 pg e 10 pg grupo

££ p<0,01, £££ p<0,001, comparação entre 5 pg e 30 pg grupo

o p<0.05, oo p<0.01, ooo p<0.001, comparação entre o grupo de 10 pg e 30 pg

Figura 3.9: Entrada de água em ratos controlados e tratados com leptina durante o período de tratamento de 42 dias.

3.4 Ensaio de soro hormonal

3.4.1 Níveis de soro de leptina

Os níveis de leptina sérica foram consistentemente mais elevados com o aumento da categoria etária dos ratos de controlo (Tabela 3.1; Figura 3.10). Não foram evidentes diferenças significativas nos níveis de leptina entre ratos a quem foi dada leptina durante 7 e 42 dias e os seus respectivos controlos. Contudo, em ratos aos quais foi administrada leptina durante 15 dias, os níveis de leptina no soro foram inferiores aos dos seus controlos de acordo com a idade e aos que receberam 5 e 30 pg de leptina.

Tabela 3.1: Níveis de leptina sérica (ng/ml) em ratos controlados e tratados com leptina.

grupo	0 dia	7 dias	15 dias	42 dias
controlo	1.46 ± 0.03	1.53 ± 0.06	1.77 ± 0.05	2.06 ± 0.04
5 pg		1.47 ± 0.03	1.49 ± 0.03	2.04 ± 0.29
10 pg		1.47 ± 0.03	1.65 ± 0.13	2.18 ± 0.36
30 pg		1.49 ± 0.02	1.51 ± 0.03	1.84 ± 0.10

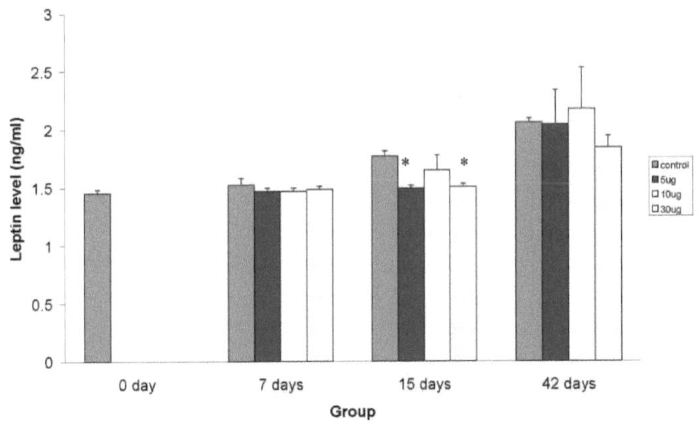

* p<0,05, em comparação com o controlo no grupo dos 15 dias

Figura 3.10: Níveis médios de soro de leptina em ratos controlados e tratados com leptina.

3.4.2 Níveis de hormonas estimulantes do folículo sérico (FSH)

Os níveis de soro FSH foram consistentemente mais elevados com cada categoria de idade crescente de ratos nos controlos (Tabela 3.2; Figura 3.11). Tendências semelhantes foram também evidentes em ratos tratados com leptina. Quando comparados com os controlos de idade, os níveis médios de soro de FSH foram significativamente mais elevados em todos os grupos tratados com leptina. Os níveis médios de FSH foram também significativamente mais elevados em ratos tratados com 30 pg de leptina durante 42 dias, em comparação com os tratados com 5 pg de leptina durante o mesmo período.

Quadro 3.2: Níveis de hormonas estimuladoras do folículo sérico (FSH) (mIU/ml) em ratos controlados e tratados com leptina.

Grupo	0 dia	7 dias	15 dias	42 dias
Controlo	0.06 ± 0.003	0.07 ± 0.003	0.11 ± 0.004	0.14 ± 0.003
5 pg		0.09 ± 0.004	0.13 ± 0.003	0.14 ± 0.003
10 pg		0.10 ± 0.003	0.14 ± 0.003	0.15 ± 0.003
30 pg		0.10 ± 0.005	0.14 ± 0.003	0.16 ± 0.003

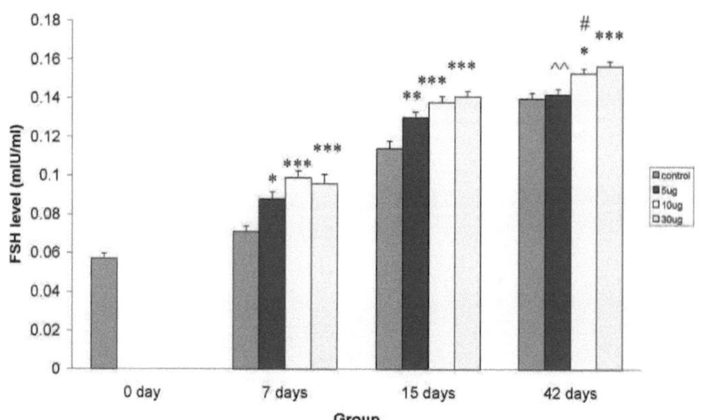

* p<0,05, ** p<0,01, *** p<0,001 em comparação com os seus respectivos controlos

# p<0.05, comparação entre 5 pg e 10 pg dentro dos respectivos grupos

^{nn} p<0.01, comparação entre 30 pg e 5 pg dentro dos respectivos grupos

Figura 3.11: Níveis médios da hormona estimulante do folículo sérico (FSH) em ratos controlados e tratados com leptina.

3.4.3 Níveis de hormona luteinizante sérica (LH)

Os níveis médios de soro LH nos controlos foram consistentemente mais elevados com cada categoria de idade crescente (Tabela 3.3; Figura 3.12). Não foram evidentes diferenças significativas nos níveis médios de LH no soro entre controlos e ratos tratados com várias doses de leptina durante sete dias. Contudo, o LH médio do soro em ratos tratados com 30 pg de leptina durante 15 dias foi significativamente mais elevado do que o dos controlos de idade (p<0,05) e também em ratos tratados com 5 e 10 pg de leptina. Da mesma forma, em ratos tratados com leptina durante 42 dias, a concentração média de LH foi significativamente mais elevada em ratos tratados com 30 pg de leptina em comparação com os controlos associados à idade e com 5 e 10 pg de ratos tratados com leptina.

Quadro 3.3: Níveis de hormona luteinizante do soro (LH) (mIU/ml) em ratos controlados e tratados com leptina.

grupo	0 dia	7 dias	15 dias	42 dias
controlo	0.17 ± 0.004	0.21 ± 0.008	0.32 ± 0.005	0.38 ± 0.008
5 pg		0.22 ± 0.007	0.32 ± 0.005	0.38 ± 0.004
10 pg		0.22 ± 0.005	0.32 ± 0.006	0.40 ± 0.002
30 pg		0.23 ± 0.006	0.34 ± 0.003	0.42 ± 0.006

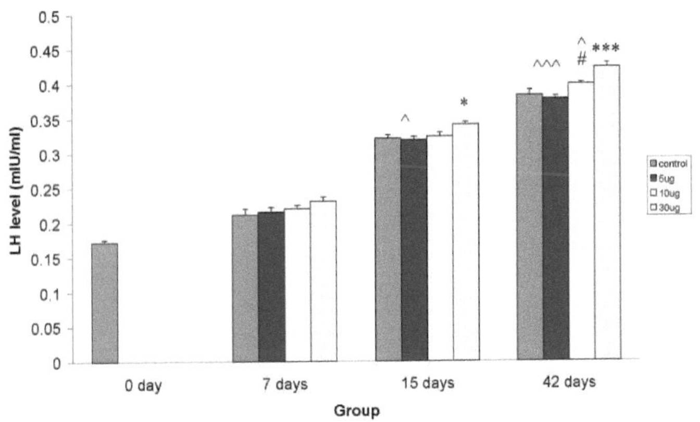

* $p<0.05$, *** $p<0.001$, em comparação com os seus respectivos controlos

# $p<0.05$, comparação entre 5 pg e 10 pg dentro dos respectivos grupos

^{n} $p<0.05$, ^{nnn} $p<0.001$, comparação entre 30 pg e 5, 10 pg

Figura 3.12: Níveis médios da hormona luteinizante sérica (LH) em ratos controlados e tratados com leptina.

3.4.3 Níveis de testosterona no soro

Os níveis médios de testosterona sérica nos vários grupos são apresentados no Quadro 3.4 e na Figura 3.13. Os níveis de testosterona nos grupos de controlo foram mais elevados com cada categoria de idade crescente. Embora os níveis médios de testosterona sérica em ratos tratados com leptina, particularmente após 15 e 42 dias de tratamento, parecessem ligeiramente inferiores aos dos seus controlos de acordo com a idade, a diferença estatisticamente significativa só foi evidente entre os controlos e os ratos tratados durante 15 dias, dados 30 pg de leptina.

Quadro 3.4: Níveis de testosterona sérica (ng/ml) nos controlos e ratos tratados com leptina.

Grupo	0 dia	7 dias	15 dias	42 dias
Controlo	0.64 ± 0.06	0.74 ± 0.06	0.98 ± 0.03	1.02 ± 0.02
5 pg		0.84 ± 0.05	0.91 ± 0.03	0.94 ± 0.08
10 pg		0.82 ± 0.03	0.90 ± 0.03	0.98 ± 0.03
30 pg		0.77 ± 0.02	0.83 ± 0.04	0.97 ± 0.02

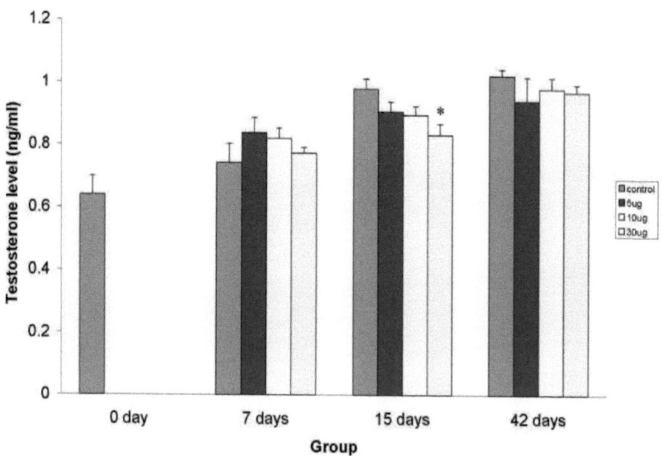

* p<0.05, comparação entre 30 pg e o controlo dentro do grupo de 15 dias

Figura 3.13: Níveis médios de soro Testosterona nos controlos e ratos tratados com leptina.

3.5 Peso dos órgãos reprodutores

3.5.1 Peso do testículo

O peso relativo médio dos testículos nos grupos controlados e tratados com leptina parece diminuir com a idade, como indicado por valores mais baixos com cada categoria avançada (Tabela 3.5; Figura 3.14). Contudo, não foram evidentes diferenças significativas no peso dos testículos entre os controlos e os ratos tratados com leptina, excepto para os ratos aos quais foram dados 5 pg de leptina durante 42 dias, onde o peso relativo médio dos testículos foi significativamente mais elevado do que o do grupo aos quais foram dados 30 pg de leptina.

Quadro 3.5: Peso relativo médio dos testículos (g/100 g de peso corporal) em ratos controlados e tratados com leptina

grupo	0 dia	7 dias	15 dias	42 dias
controlo	1.23 ± 0.05	1.10 ± 0.03	1.04 ± 0.02	0.87 ± 0.01
5 pg		1.08 ± 0.03	1.06 ± 0.02	0.96 ± 0.03
10 pg		0.99 ± 0.04	1.03 ± 0.06	0.91 ± 0.03
30 pg		1.09 ± 0.03	1.02 ± 0.03	0.83 ± 0.03

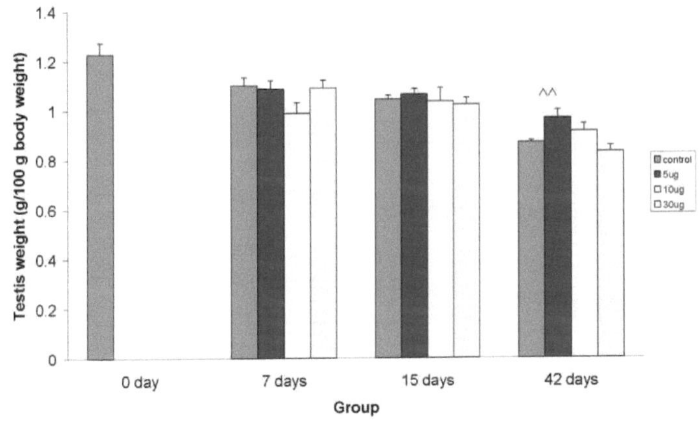

^^ $p<0.01$, comparação entre 30 pg e 5 pg dentro do grupo de 42 dias

Figura 3.14: Peso relativo médio dos testículos nos controlos e ratos tratados com leptina.

3.5.2 Peso da Epididymis

O peso médio relativo do epidídimo era ligeiramente mais baixo nos ratos de controlo aos 7, 15 e 42 dias quando comparado com o peso no dia 0 (Tabela 3.6; Figura 3.15). A administração de leptina não afectou significativamente o peso epidídimo, excepto no 42º dia, em que o peso epidídimo relativo médio em ratos tratados com 5 pg de leptina foi significativamente mais elevado do que o dos controlos de idade e em ratos tratados com 10 pg de leptina.

Quadro 3.6: Peso relativo médio dos epidídimos (g/100 g de peso corporal) nos controlos e ratos tratados com leptina.

Grupo	0 dia	7 dias	15 dias	42 dias
controlo	0.34 ± 0.02	0.30 ± 0.02	0.31 ± 0.01	0.33 ± 0.008
5 pg		0.31 ± 0.01	0.30 ± 0.003	0.38 ± 0.01
10 pg		0.29 ± 0.005	0.30 ± 0.01	0.31 ± 0.009
30 pg		0.29 ± 0.02	0.32 ± 0.01	0.34 ± 0.02

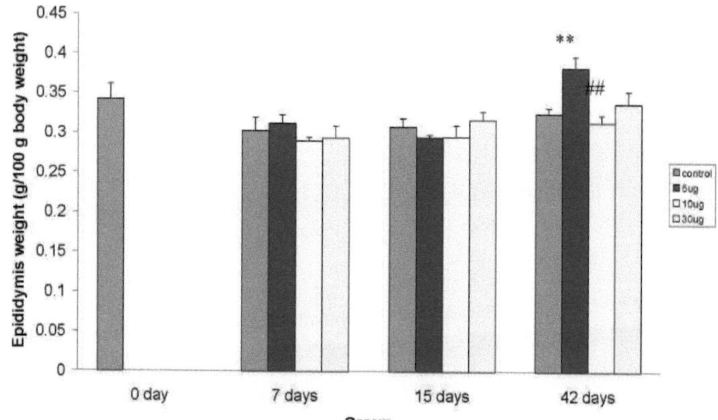

** p<0.01, em comparação com o controlo dentro do grupo de 42 dias

p<0.01, comparação entre 5 pg e 10 pg dentro do grupo de 42 dias

Figura 3.15: Peso relativo médio dos epidídimos nos controlos e ratos tratados com leptina.

3.5.3 Peso da próstata

No grupo de controlo, o peso da próstata era maior em cada categoria de idade crescente dos ratos (Tabela 3.7; Figura 3.16). Tendência semelhante foi também evidente em ratos tratados com leptina. Contudo, não foram evidentes diferenças significativas no peso médio da próstata entre os controlos e os ratos tratados com leptina durante 7 e 42 dias. O peso médio da próstata em ratos tratados com 5 pg de leptina durante 15 dias, no entanto, foi significativamente mais baixo quando comparado com o dos controlos de idade (p<0,01) e com o dos ratos do grupo dos 10 pg (p<0,05).

Quadro 3.7: Peso relativo médio da próstata (g/100 g de peso corporal) em ratos controlados e tratados com leptina.

grupo	0 dia	7 dias	15 dias	42 dias
controlo	0.13 ± 0.006	0.18 ± 0.02	0.20 ± 0.006	0.19 ± 0.01
5 pg		0.14 ± 0.01	0.16 ± 0.004	0.19 ± 0.01
10 pg		0.17 ± 0.01	0.19 ± 0.01	0.18 ± 0.01
30 pg		0.16 ± 0.007	0.18 ± 0.01	0.19 ± 0.006

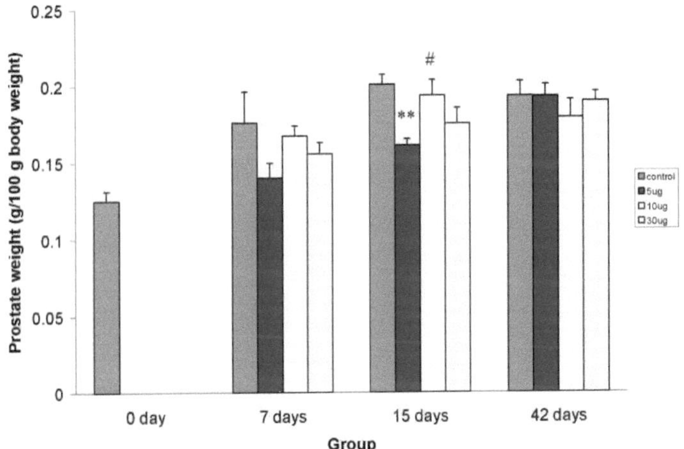

** p<0.01, em comparação com o respectivo controlo no grupo de 15 dias

# p<0.05, comparação entre 5 pg e 10 pg dentro do grupo de 15 dias

Figura 3.16: Peso relativo médio da próstata nos controlos e ratos tratados com leptina.

3.5.4 Peso da vesícula seminal

O peso da vesícula seminal aumentou à medida que a idade dos ratos aumentava (Tabela 3.8; Figura 3.17). Quando tratados com leptina, não foram evidentes alterações significativas no peso médio relativo da vesícula seminal entre ratos tratados com leptina durante 15 e 42 dias e os seus respectivos controlos. O peso médio da vesícula seminal em ratos tratados com 30 pg de leptina durante sete dias foi significativamente mais baixo quando comparado com os seus controlos de acordo com a idade e ratos tratados com 5 pg de leptina (p<0,05).

Quadro 3.8: Peso relativo médio das vesículas seminais (g/100 g de peso corporal) em ratos controlados e tratados com leptina.

Grupo	0 dia	7 dias	15 dias	42 dias
Controlo	0.14 ± 0.006	0.16 ± 0.009	0.16 ± 0.004	0.18 ± 0.009
5 pg		0.15 ± 0.008	0.15 ± 0.004	0.17 ± 0.004
10 pg		0.15 ± 0.004	0.16 ± 0.012	0.16 ± 0.005
30 pg		0.13 ± 0.003	0.16 ± 0.005	0.16 ± 0.005

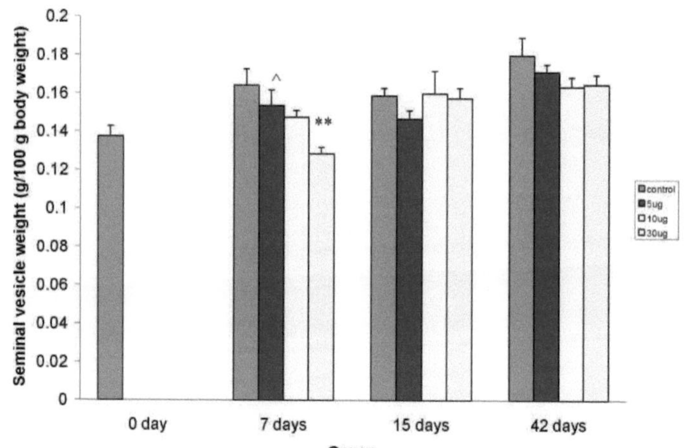

** p<0.01, em comparação com o respectivo controlo no grupo de 7 dias

^ p<0.05, comparação entre 30 pg e 5 pg no grupo de 7 dias

Figura 3.17: Peso relativo médio das vesículas seminais nos controlos e ratos tratados com leptina.

3.5 Análise histomorfométrica de túbulos seminíferos

3.6.1 Diâmetro tubular seminífero (STD)

No grupo de controlo, as DST eram mais elevadas com cada categoria de idade crescente (Tabela 3.9; Figura 2.18). Uma tendência semelhante foi também evidente nos ratos tratados com leptina. Contudo, as DST eram consistentemente mais baixas em ratos tratados com leptina quando comparadas com os seus controlos de acordo com a idade. A DST média em ratos aos quais foi dado 30 pg de leptina foi significativamente inferior quando comparada com os seus respectivos controlos durante os três períodos de estudo (p<0,01), e quando comparada com ratos aos quais foi dado 5 pg de leptina durante 15 e 42 dias (P<0,05 e <0,001, respectivamente). A DST média em ratos aos quais foram dados 10 pg de leptina foi significativamente inferior à dos seus respectivos controlos nos grupos de 7 e 42 dias. A DST média em ratos aos quais foi dado 10 pg de leptina foi também significativamente inferior à dos ratos tratados com 5 pg de leptina nos grupos de 7 e 42 dias.

Tabela 3.9: Diâmetro tubular seminífero (pm) em ratos controlados e tratados com leptina.

Grupo	dia0	dia7	dia15	dia42
Controlo	97.92 ± 2.21	106.74 ± 1.61	108.82 ± 2.03	121.78 ± 0.52
5 pg		104.34 ± 1.25	108.41 ± 0.84	116.98 ± 1.56
10 pg		96.79 ± 1.36	106.32 ± 1.68	107.38 ± 0.93
30 pg		100.07 ± 2.29	100.81 ± 2.08	108.79 ± 0.85

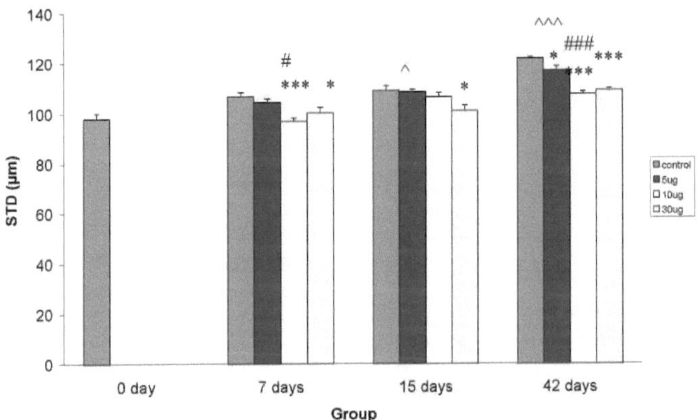

* p<0,05, *** p<0,001, em comparação com os respectivos controlos

# p<0.05, #### p<0.001, comparação entre 5 pg e 10 pg dentro do grupo

^ p<0.05, ^^^ p<0.001, em comparação com ratos dados 30 pg dentro do grupo

Figura 3.18: Altura média tubular seminífera (STD) em ratos controlados e tratados com leptina.

3.6.2 Altura do epitélio seminífero (SEH)

A altura do epitélio seminífero (SEH) nos controlos era significativamente mais elevada com cada categoria de controlo de idade crescente (Tabela 3.10; Figura 3.19). Não foram evidentes diferenças significativas entre ratos tratados com as várias doses de leptina durante 5 e

15 dias e os seus respectivos controlos. Contudo, em ratos tratados com leptina durante 42 dias, a SEH média foi significativamente mais baixa em ratos com 5 pg e 30 pg de leptina quando comparada com a dos seus controlos de acordo com a idade ou em ratos com 10 pg de leptina (p<0,001). A média SEH no dia 42 foi também significativamente mais baixa em ratos aos quais foi dado 30 pg de leptina quando comparada com a dos ratos aos quais foi dado 5 pg de leptina.

Tabela 3.10: Altura do epitélio seminífero (pm) nos controlos e ratos tratados com leptina.

Grupo	dia0	dia7	dia15	dia42
Controlo	24.34 ± 0.80	25.71 ± 0.40	27.25 ± 0.59	32.78 ± 0.56
5 pg		25.38 ± 0.49	26.11 ± 0.45	29.70 ± 0.16
10 pg		23.20 ± 1.75	27.32 ± 0.37	32.61 ± 0.24
30 pg		24.57 ± 0.45	27.01 ± 0.22	27.59 ± 0.45

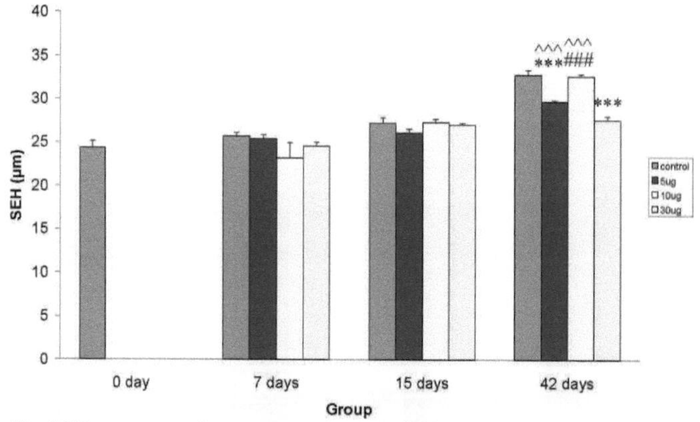

*** p<0.001, em comparação com os respectivos controlos de grupo

p<0.001, comparação entre 5 pg e 10 pg no grupo de 42 dias

ⁿⁿⁿ p<0.001, comparação entre 30 pg e 5, 10 pg no grupo de 42 dias

Figura 3.19: Alturas médias seminíferas epiteliais (SEH) em controlos e ratos tratados com leptina.

3.7 Avaliação do esperma

3.7.1 Contagem de espermatozóides

A contagem de esperma aumenta com a idade nos ratos de controlo (Tabela 3.11; Figura 3.20). A contagem de esperma foi significativamente menor em todos os ratos tratados com leptina ao longo dos três períodos (p<0,001). Parece ter havido um efeito dose dependente após sete dias de tratamento com leptina.

Tabela 3.11: Contagem de esperma (x 106/ml) em ratos controlados e tratados com leptina.

Grupo	Dia0	dia7	dia15	dia42
Controlo	7.95 ± 0.32	12.27 ± 0.64	14.43 ± 0.75	15.24 ± 0.13
5 pg		11.29 ± 0.59	10.02 ± 0.87	11.92 ± 0.57
10 pg		7.13 ± 0.52	8.53 ± 0.37	8.17 ± 0.58
30 pg		4.61 ± 0.43	9.25 ± 0.17	10.74 ± 0.50

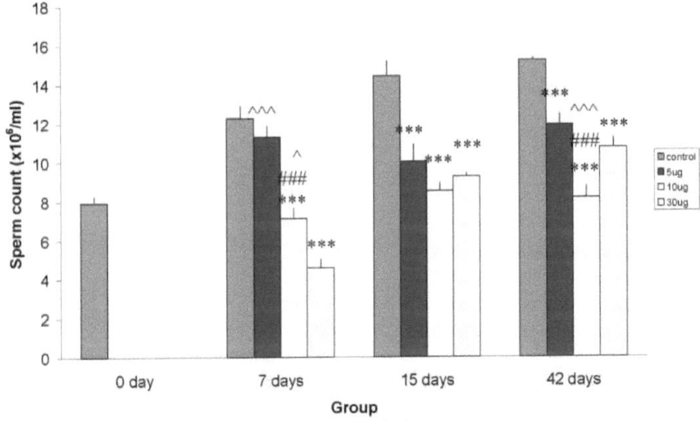

*** p<0.001, em comparação com o respectivo controlo de grupo

p<0.001, comparação entre 5 p e 10 pg

^{n} p<0.05, $^{nnn\ p<0}$.001, comparação entre 30 pg e 5, 10 pg

Figura 3.20: Contagem de esperma nos controlos e ratos tratados com leptina.

3.7.2 Morfologia do esperma

A percentagem de esperma anormal no grupo de controlo aumentou ligeiramente com a idade, embora o aumento não tenha sido significativo estatisticamente (Tabela 3.12; Figura 3.21). O tratamento da leptina, particularmente com uma dose de 30 pg aumentou a percentagem de espermatozóides anormais, particularmente quando administrado durante 42 dias. A percentagem de espermatozóides anormais foi significativamente mais elevada nos ratos que receberam 30 pg de leptina durante 42 dias, quando comparada com a dos controlos de acordo com a idade, e a dos que receberam 5 e 10 pg de leptina (p<0,001).

Quadro 3.12: Percentagem de espermatozóides anormais (%) nos controlos e ratos tratados com leptina.

Grupo	Dia0	dia7	Dia15	dia42
Controlo	7.13 ± 0.56	8.06 ± 0.56	8.05 ± 1.08	8.44 ± 0.17
5 pg		6.73 ± 0.66	8.60 ± 0.38	8.70 ± 0.16
10 pg		7.73 ± 0.26	8.72 ± 0.26	8.89 ± 0.41
30 pg		9.04 ± 0.59	9.78 ± 0.83	11.06 ± 0.19

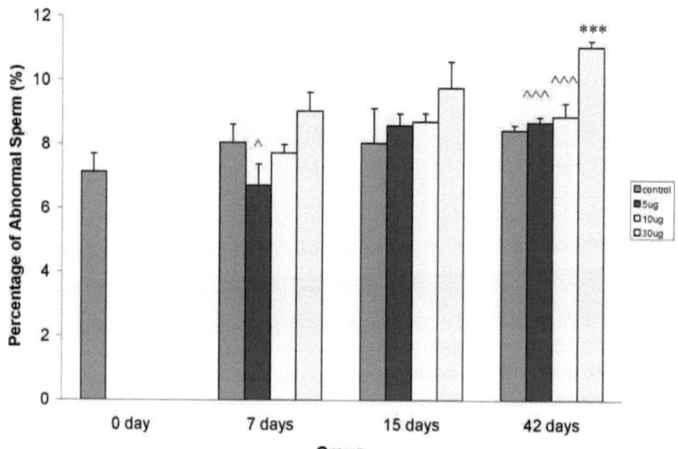

*** p<0.001, comparação entre controlo e 30 pg

^ p<0.05, ^^^ p<0.001, comparação entre 30 pg e 5, 10 pg

Figura 3.21: Percentagem de espermatozóides anormais nos controlos e ratos tratados com leptina.

CAPÍTULO FOURDISCUSSÕES

4.1 Peso corporal

A leptina é um componente importante na regulação a longo prazo do peso corporal. Uma vez que a leptina é expressa predominantemente por adipócitos, e correlaciona-se bem com a percentagem de gordura corporal, enquadra-se bem na ideia de que o peso corporal é sentido como a massa total de gordura no corpo, onde a leptina actua como informador. O aumento da concentração sérica de leptina, em consequência do aumento da massa gorda, seria normalmente a ingestão de alimentos e, desta forma, é mantido um peso corporal constante. Numerosos estudos parabióticos entre ratos obesos *db/db* e ratos do tipo selvagem confirmam esta contenção. Por conseguinte, seria lógico esperar que qualquer administração exógena de leptina tivesse também um efeito semelhante em ratos normais.

Neste estudo, como esperado, o peso corporal aumentou significativamente com o crescimento em todos os ratos e a taxa de aumento do peso corporal entre 15-20 g por semana (Figuras 3.1, 3.2 & 3.3) é semelhante ao relatado em vários outros estudos (Al-Modhefer et *al.*, 1986, Long et *al.*, 2004). Mais interessante, porém, é o efeito da administração de leptina sobre o peso corporal. A administração diária intraperitoneal de 5, 10 ou 30 pg de leptina durante 7, 15 ou 42 dias neste estudo não afectou significativamente o peso corporal dos ratos, excepto nos ratos aos quais foram administrados 5 pg de leptina no grupo de estudo de 42 dias, onde o peso corporal foi consistentemente inferior ao dos controlos a partir de cerca do 21° dia do estudo (Tabela 3.1; Figura 3.10).

Dada a evidência que temos sobre o papel da leptina na diminuição do consumo alimentar e no aumento do gasto energético, esperaríamos um peso corporal significativamente mais baixo em todos os ratos a quem é dada leptina. No entanto, este não parece ser o caso e a razão para tal não é clara. É também interessante notar que o efeito da leptina sobre o peso corporal, no grupo de 42 dias dado 5 pg de leptina, só se tornou significativamente evidente após cerca de 21 dias de administração da leptina. A administração destas três doses diferentes durante 7 ou 15 dias não resultou em qualquer diferença significativa no peso corporal entre os vários grupos. Esta descoberta contrasta com o que tem sido relatado recentemente no marsupial. O tratamento exógeno com leptina com uma dose de 2,5 mg/kg de peso corporal duas vezes por dia durante nove dias causou uma redução de 9,4% do peso corporal no marsupial, *Smintopsis crassicaudata* (Wittert *et al.,* 2005). A razão da diferença entre os resultados do nosso estudo e os deles e a resposta esperada é incerta. Uma razão possível pode ser a concentração de leptina que foi utilizada. A concentração de leptina dada no estudo de Wittert *et al.,* (2005) foi 10 vezes a dose utilizada neste estudo. Os níveis de leptina no soro não foram reportados nesse estudo. A medição dos níveis sanguíneos de leptina no nosso estudo não revelou qualquer diferença significativa nos níveis de leptina sérica entre os vários grupos relacionados com a idade (Figura 3.10). Isto pode dever-se ao facto de a leptina ter uma meia-vida muito curta e uma vez que a administração diária pode não ser suficiente para manter níveis elevados de sangue e talvez induzir qualquer resposta significativa, pelo que podem ser necessárias doses repetidas, como foi o caso no estudo marsupial (Wittert *et al.*, 2005).

Além disso, como o efeito da administração de leptina, embora no grupo dos 5 pg, só se tornou evidente após pelo menos 21 dias de administração repetida, sugere que um período prolongado de exposição a um nível elevado de leptina poderia ser necessário para uma resposta significativa, embora esta impressão não seja conclusivamente apoiada por grupos de ratos aos quais foram dados 10 e 30 pg de leptina. Para além da duração da administração, também é possível que também possa haver alguma resistência à leptina, uma vez que a administração de leptina a indivíduos obesos nem sempre resultou em perda de peso, como previsto (Heymsfield *et al.*, 1999). A razão pela qual o efeito não foi evidente nos grupos de 10 e 30 pg não é imediatamente evidente. Esta evidência da falta de efeito da leptina no peso corporal é ainda mais intrigante, particularmente quando havia evidência de uma ingestão alimentar significativamente mais baixa, embora, em alguns dos ratos a quem foi administrada leptina, particularmente naqueles a quem foi administrada 10 e 30 pg de leptina diariamente (Figuras 3.5 & 3.6).

É evidente que serão necessários mais estudos para examinar esta observação. Será que a administração de leptina resulta sempre numa diminuição do peso corporal? Há também uma escola de pensamento que propõe que a função primária da leptina não é impedir o ganho excessivo de peso, mas sim manter reservas adequadas de gordura para a sobrevivência durante os períodos de défice energético. Por exemplo, o amplo espectro de alterações neuroendócrinas observadas em ratos em jejum de 48 horas poderia em parte ser resgatado pela administração de leptina durante o jejum (Ahima *et al.*, 1996). Embora seja geralmente aceite que a leptina diminui a massa gorda, o seu papel na regulação da massa gorda ainda tem no entanto de ser totalmente identificado. Não era o principal objectivo deste estudo examinar realmente o efeito da leptina no peso corporal *per se*, mas fazia parte da observação a ser registada ao examinar o efeito da leptina no sistema reprodutivo. A ausência de efeito da administração de leptina no peso corporal indica que qualquer efeito no sistema reprodutor masculino evidente neste estudo não se deve a alterações no peso corporal.

4.2 Ingestão de alimentos e água

O consumo alimentar é um comportamento complexo que responde a necessidades energéticas agudas e a longo prazo. Existem muitos níveis e tipos diferentes de controlo (Wilding, 2002). Embora o momento da ingestão de alimentos esteja largamente relacionado com factores ambientais e comportamento aprendido, e seja altamente variável, a quantidade de

Os alimentos consumidos em longos intervalos são regulados para manter a adiposidade a níveis constantes (Keesey & Hirvonen, 1997). A quantidade de tecido adiposo que um indivíduo irá defender é uma interacção complexa entre genes e ambiente (Ravussin & Bogardus, 2000). O mecanismo preciso pelo qual a leptina afecta a ingestão de alimentos está apenas a começar a desdobrar-se. Os receptores de leptina estão localizados nas fibras de neuropeptídeo Y (NPY) e Pro-opiomelanocortina (POMC) no hipotálamo de ratos (Funahashi *et al.*, 2003). A ligação da leptina a estes receptores aumenta-regula a NPY e diminui-regula a expressão do mRNA de POMC (Baskin *et al.*, 1999). a-melanocytes stimulating hormone (a-MSH) é produzido a partir do neurónio POMC e a estimulação do receptor a-MSH pode levar ao efeito anoréctico (Ollmann *et al.*, 1997). O tratamento da leptina aumenta o nível de mRNA de POMC e isto estimula a expressão do a-MSH. A ligação do a-MSH ao receptor de melanocortina activa as vias anorécticas e isso reduz a ingestão de alimentos (Blevins *et al.*, 2002).

Neste estudo, o consumo alimentar aumentou com a idade em todos os grupos (Figuras 3.4, 3.5 & 3.6). Isto é esperado uma vez que os ratos estavam a crescer e a sua ingestão alimentar irá naturalmente aumentar, pelo menos até à idade adulta, após o que parece estabilizar-se. A ingestão alimentar em ratos aos quais foi administrada leptina durante os períodos de estudo de 7 ou 15 dias em geral, não diferiu significativamente da dos controlos. Mais uma vez, a razão para esta falta de resposta esperada não é clara. No grupo de 42 dias, no entanto, a impressão geral é de uma diminuição do consumo alimentar, particularmente em ratos aos quais foi administrada 10 e 30 pg de leptina. A falta de efeito nos grupos de 7 e 15 dias pode dever-se à duração da administração de leptina e talvez também à dose de leptina administrada. A descoberta de uma diminuição da ingestão alimentar no grupo de 42 dias é consistente com o que seria de esperar. Esta descoberta, contudo, contrasta com a relatada na *Smintopsis crassicaudata* marsupial onde não foi relatada qualquer diferença significativa na ingestão alimentar após a administração de 2,5 mg/kg de leptina duas vezes por dia (Wittert *et al.*, 2005). A razão para tal não é aparente, particularmente quando o peso corporal foi afectado nesse estudo. As diferenças de espécies podem explicar algumas destas variações.

Tal como o consumo alimentar, não foram evidentes diferenças significativas no consumo de água entre ratos de controlo e ratos a quem foi dada leptina durante 7 ou 15 dias (Figuras 3.7, 3.8 & 3.9). A ingestão de água, no grupo dos 42 dias parece, no entanto, ser paralela à ingestão alimentar. A ingestão de água está geralmente correlacionada com a ingestão de alimentos. É um comportamento bem relatado em ratos, onde a ingestão de água está geralmente correlacionada com a ingestão de alimentos e talvez em certa medida também *vice-versa* (Gillette-Bellingham *et al.*, 1986, Rao, 1997, Ang *et al.*, 2001).

Em geral, parece que a ingestão de alimentos e água aumenta com a idade em ratos até, pelo menos, à idade adulta. A administração intraperitoneal de leptina em doses de 5, 10 ou 30 pg por dia durante 7 a 15 dias não parece afectar a ingestão de alimentos ou água em ratos. A administração intraperitoneal de leptina nas doses de 5, 10, e 30 pg durante 42 dias, no entanto, parece reduzir ligeiramente a ingestão de alimentos e água, particularmente quando administrada nas doses de 10 e 30 pg por dia. A falta de efeito estatisticamente significativo pode dever-se à dose de leptina utilizada neste estudo. É possível que doses maiores possam ter produzido efeitos mais significativos.

A descoberta de pequenas ou inconsistentes alterações na ingestão de alimentos e água e no peso corporal parece, no entanto, sugerir que são necessários mais estudos para examinar o papel da leptina tanto a curto como a longo prazo na regulação da ingestão de alimentos e do peso corporal nesta espécie de ratos. No entanto, é necessário reiterar mais uma vez que não era o objectivo principal deste estudo examiná-lo, mas sim examinar os efeitos da leptina no sistema reprodutivo dos ratos e as doses seleccionadas baseavam-se mais nos níveis de leptina sérica normalmente detectados em humanos na puberdade.

4.3 Ensaio de soro hormonal

4.3.1 Níveis de soro de leptina

Os níveis de leptina sérica foram consistentemente mais elevados em cada categoria etária crescente de ratos (Tabela 3.1; Figura 3.10). Este padrão é esperado uma vez que o peso corporal foi também mais elevado com cada categoria de idade crescente (Figura 3.1, 3.1 & 3.3). O aumento do peso corporal deve-se em parte também a um aumento da gordura corporal nestes animais. Tal como foi elaborado anteriormente (Ver Introdução, secção 1.2 Secreção da leptina, página 2), a leptina está altamente correlacionada com a gordura armazenada no corpo, com maiores níveis de leptina encontrados em indivíduos com mais gordura. Os níveis de leptina sérica nos ratos normais foram ligeiramente inferiores neste estudo quando comparados com os relatados noutros pontos da literatura. (Yoshioka *et al.*, 2006, Kinzig *et al.*, 2007). A razão para tal pode dever-se ao facto de os ratos serem ligeiramente mais velhos e maiores no seu estudo do que os utilizados no presente estudo. A leptina circula no sangue em concentrações proporcionais ao teor de gordura corporal, e também entra no sistema nervoso central em proporção ao seu nível plasmático livre (English & Wilding, 2006).

A administração de leptina exógena não causou diferenças significativas na concentração de leptina entre os vários grupos, excepto no grupo dos 15 dias, em que os níveis médios de leptina sérica em ratos com 5 e 30 pg de leptina eram ligeira e significativamente inferiores aos dos seus controlos de acordo com a idade. Como a leptina é predominantemente segregada constitutivamente dos adipócitos para a corrente sanguínea (Bradley *et al.*, 2001), seria de esperar, portanto, níveis mais elevados de leptina sérica nos grupos tratados com leptina. Mas este não parece ser o caso e a razão para o efeito indiferente da secreção de leptina na concentração sérica de leptina não é clara. Até à data, nenhum outro estudo determinou ou relatou o efeito da administração exógena de leptina sobre a secreção de leptina endógena em ratos normais. O peso corporal não foi significativamente reduzido em ratos (ver Figura 3.1 & 3.2). A falta de um efeito global significativo da leptina exógena nos níveis séricos de leptina neste estudo pode dever-se à dosagem de leptina utilizada, ao seu tempo de administração, e à duração entre a última dose administrada e a colheita de sangue. O sangue foi recolhido 24 horas após a última injecção intraperitoneal de leptina e sabe-se que a meia-vida da leptina é curta (cerca de nove minutos), e esta pode ser a principal razão pela qual os níveis elevados de leptina não eram aparentes em animais tratados com leptina.

4.3.2 Níveis de hormona sérica estimulante do folículo (FSH)

O Hormônio Estimulante Folicular (FSH) é transportado pelo sangue da glândula pituitária anterior para os ovários da fêmea, onde a cada mês inicia o desenvolvimento dos folículos. O FSH também estimula as células foliculares a secretar o estrogénio. Nos homens, a FSH estimula a produção de esperma nos testículos. A libertação de Gonadotrofina Hormonal (GnRH) a partir do hipotálamo estimula a libertação de FSH. A libertação de GnRH e FSH é suprimida pelo estrogénio na fêmea e pela testosterona no macho através de sistemas de feedback negativo. Tendo em conta o papel da leptina na reprodução, em particular o início da puberdade, há uma quantidade considerável de estudos sobre os seus efeitos no eixo hipotálamo-hipófise-gonadal, e a complexa interacção entre as várias hormonas reprodutivas e a leptina está gradualmente a desenvolver-se. O seu envolvimento, embora subtil ou permissivo, no início da puberdade é agora bem reconhecido dado o facto de animais sem leptina ou com uma mutação no seu receptor não passarem por uma maturação pubertária normal e permanecerem sexualmente infantis durante toda a sua vida. As consequências do excesso de leptina sobre o eixo hipotálamo-hipófise-gonadal e a função testicular, contudo, não foram devidamente examinadas. A contagem de esperma é alegadamente mais baixa em indivíduos com IMC de 25 ou mais quando comparada com aqueles com IMC de 20-25 (Jensen *et al.*, 2004). Se isto se deve aos níveis mais elevados de leptina em indivíduos com excesso de peso ou obesos, ainda está por estabelecer. Este é o primeiro estudo do seu género a examinar o impacto da administração exógena de leptina no eixo pituitário-gonadal e na função testicular no rato.

Os níveis de soro FSH foram consistentemente mais elevados com cada categoria de idade crescente de ratos em todos os grupos (Tabela 3.2; Figura 3.11). A razão para isto não é clara, mas poderia ser devido ao rápido crescimento e maturação sexual associada que normalmente ocorre durante esta idade em ratos. Embora se acredite que o aumento dos níveis de FSH com a idade em mulheres pré-menopausa indique a ocorrência gradual de falha ovariana ou que os níveis elevados possam eles próprios acelerar a falha reprodutiva feminina (McTavish *et al.*, 2007), é pouco provável que seja este o caso aqui, pois os ratos são machos e ainda relativamente jovens. De todas as probabilidades, o aumento de FSH dentro da faixa etária destes animais parece estar associado ao desenvolvimento da maturidade sexual, que poderá ser necessária para aumentar a contagem de esperma com a idade, como também foi evidente neste estudo (ver Resultado, secção 3.4.2 Níveis de hormonas estimulantes do folículo sérico (FSH), página 58). Embora a produção de esperma comece com a idade de 7-8 semanas nos ratos, não atinge o pico de produção até cerca da idade de 12-14 semanas.

Os níveis médios de soro FSH foram significativamente mais elevados em todos os grupos tratados com leptina quando comparados com os seus controlos de acordo com a idade (Tabela 3.2; Figura 3.11). Isto está de acordo com o que foi relatado antes *in vitro,* onde, no rato macho, se verificou que a leptina apresentava uma elevada potência para estimular a libertação de FSH dos hemi-pituitários (McCann *et al.*, 1998). O mecanismo preciso através do qual os níveis séricos de FSH são aumentados pela leptina não é totalmente compreendido. Em roedores e porcos, descobriu-se que a leptina estimula a secreção de GnRH em modelos *in vitro* (Parent *et al.*, 2000, Woller *et al.*, 2001). Embora se tenha constatado que a leptina actua directamente dentro do hipotálamo para estimular a secreção de GnRH *in vivo* em ratos (Watanabe, 2002), os próprios neurónios GnRH parecem não expressar o receptor de leptina (Finn *et al.*, 1998; Hakansson *et al.*, 1998). Mas a libertação estimulada de leptina de LH é bloqueada pelo anti-soro de GnRH, sugerindo talvez que a acção da leptina no eixo neuroendócrino reprodutivo, ou seja, a libertação de GnRH, é mediada por uma ou mais populações de entradas aferentes aos neurónios GnRH que exprimem o receptor de leptina. Qualquer que seja o mecanismo, o aumento da secreção de GnRH levará à estimulação da FSH a partir da pituitária anterior e é possível que o aumento da FSH evidente após a administração da leptina se deva ao aumento da libertação de GnRH.

4.3.3 Níveis de hormona luteinizante sérica (LH)

O hormônio luteinizante (LH), juntamente com o FSH, estimula a secreção de estrogénio pelas células ovarianas, resultando na libertação de um oócito secundário pelo ovário, um processo chamado ovulação. No sexo masculino, o LH estimula as células intersticiais nos testículos para secretar a testosterona. A secreção de LH, tal como a de FSH, é controlada por GnRH.

Os níveis de soro LH foram aumentados com o aumento da categoria de idade em todos os grupos. Os níveis de soro LH foram um pouco mais baixos (Olatunji & Sofola, 2001, Ugwoke et *al.*, 2005) ou mais altos (Selmanoglua et *al.*, 2006) do que os reportados anteriormente. A razão para tal não é clara, e as diferenças metodológicas podem explicar as diferenças. A razão para o evidente aumento de LH relacionado com a idade também não é aparente. No entanto, tal como a FSH, pode estar relacionada com a maturidade sexual dos animais. É difícil dizer se estes níveis continuarão a aumentar ou a estabilizar após a plena maturidade sexual ter sido atingida.

As concentrações de hormonas luteinizantes foram ligeiramente mas significativamente mais elevadas em ratos tratados com leptina quando comparadas com as dos seus controlos de idade (Tabela 3.3; Figura 3.12). Vários outros estudos também demonstraram a capacidade da leptina para estimular a secreção de LH tanto *in vitro* (McCann *et al.*, 1998) como *in vivo* (Gonzalez *et al.*, 1999, Henry *et al.*, 2001). Há também provas que demonstram a capacidade da administração de leptina para prevenir a redução da secreção de LH durante o jejum (Nagatani *et al.*, 1998), o que pode apoiar um nível elevado de LH no grupo tratado com leptina em comparação com o dos controlos. Curiosamente, verificou-se que a infusão intracerebroventricular de leptina em carneiros diminuiu os níveis séricos de LH (Blache *et al.*, 2000). A razão das descobertas contraditórias não é aparente, mas pode estar relacionada com o estado nutricional do animal. No entanto, parece que a leptina estimula a libertação de LH, embora de forma permissiva. Estudos sobre ratos machos e fêmeas também indicam que a leptina é capaz de estimular a secreção de LH através de uma acção hipotalâmica (Dearth *et al.*, 2000, Tezuka *et al.*, 2002). A leptina pode também aumentar a libertação de LH através de um efeito directo sobre a pituitária. Os receptores de Leptin foram identificados na pituitária humana (Chan & Mantzoros, 2001).

4.3.4 Níveis de testosterona no soro

Testosterona, o androgénio primário nos machos é produzido por testes. A testosterona regula a produção de esperma e estimula o desenvolvimento e manutenção das características sexuais secundárias masculinas.

Tal como no caso da FSH e LH, os níveis de testosterona sérica foram mais elevados com cada categoria de idade crescente de ratos (Quadro 3.4 e Figura 3.13), indicando um aumento da testosterona sérica relacionado com a idade. Níveis semelhantes de testosterona sérica no rato também já foram relatados anteriormente (McVey *et al.*, 2007, Sonmez *et al.*, 2007), embora fossem ligeiramente inferiores aos aqui relatados (Chandra *et al.*, 2007, McGinnis *et al.*, 2007). Isto pode ser devido às diferenças nas técnicas utilizadas na medição dos níveis de testosterona sérica. O aumento dos níveis de testosterona sérica relacionado com a idade também reflecte as mudanças nos níveis de FSH e LH nos ratos durante o mesmo período e pode ser um indicador global do desenvolvimento da maturidade sexual.

Embora os níveis de testosterona sérica nos animais tratados com leptina fossem ligeiramente inferiores aos dos grupos de controlo, a diferença não era estatisticamente significativa, excepto entre ratos aos quais foram dados 30 pg de leptina no grupo dos 15 dias e os seus respectivos controlos. A razão para tal não é clara. É possível que as doses de leptina utilizadas possam não ter sido suficientemente elevadas para afectar significativamente os níveis de testosterona. Além disso, qualquer efeito inibitório da leptina poderia ter sido neutralizado pelos níveis mais elevados de FSH e LH que se tornaram evidentes após a administração da leptina. Existe geralmente uma estreita associação entre os níveis séricos de testosterona e os níveis séricos de leptina em homens (Behre *et al.*, 1997), onde níveis elevados de leptina reduzem os níveis de secreção de testosterona. Na realidade, a leptina sérica tem uma correlação inversa com a testosterona sérica (Hanafy *et al.*, 2007). A leptina parece actuar como um sinal inibitório directo para a esteroidogénese testicular, o que pode explicar a ligação entre a diminuição da secreção de testosterona e a hiperleptinemia em homens obesos (Tena-Sempere & Barreiro, 2002). Verificou-se que a leptina inibe a secreção de testosterona *in vitro,* actuando ao nível testicular (Tena-Sempere *et al.*, 2000). Além disso, a expressão do mRNA receptor de leptina em ratos demonstrou ser regulada pela leptina (Tena-Sempere & Barreiro, 2002).

4.4 Órgão reprodutor

4.4.1 Peso do testículo

Leptin emergiu como um mediador importante ao longo do eixo reprodutivo. Parece que os mecanismos que envolvem a regulação da função reprodutiva por leptina são multifacetados, possivelmente envolvendo acções a vários níveis do eixo hipotálamo-hipófise-gonadal. O gene *Ob-R* foi encontrado expresso nos testículos de rato (Zamorano *et al.*, 1997) e a leptina foi relatada como inibidora da secreção basal e estimulante da testosterona quando incubada com tecido testicular de ratos adultos (Tena- Sempere *et al.*, 1999). Foi também relatada uma correlação inversa entre a concentração sérica de leptina e a concentração de testosterona em humanos (Hanafy *et al.*, 2007). Muito pouco foi no entanto relatado sobre o efeito da leptina na estrutura e função dos testículos, embora se tenha verificado uma redução significativa do número de células de sertoli em testículos de ratos adultos com L-glutamato monossódico (MSG) - hiperleptinemia induzida (Franca *et al.*, 2006). Se isto irá afectar a contagem de espermatozóides ou a sua morfologia não é claro, embora se tenha descoberto que a contagem de espermatozóides se correlaciona com o número de células de Sertoli.

O peso relativo médio dos testículos dos ratos tanto nos grupos de controlo como experimentais (Tabela 3.5; Figura 3.14) foi semelhante ao relatado para ratos de idade normal (Zemunik *et al.*, 2003, Armagan *et al.*, 2006, Zhou *et al.*, 2006). Como é normalmente o caso, o peso testicular relativo diminuiu com o aumento da idade dos ratos. Isto deve-se principalmente ao aumento do peso corporal com a idade dos ratos, é normalmente maior do que o aumento do peso testicular. Os ratos tinham cerca de 12 semanas de idade, a idade em que os testículos teriam o tamanho quase adulto. No rato normal, o desenvolvimento pós-natal dos testículos pode ser dividido em duas fases (Orth *et al.*, 1998). Na primeira, que dura até cerca de duas semanas após o nascimento, onde ocorre uma extensa proliferação espermatogonial e de células de Sertoli, promovendo por sua vez o crescimento em comprimento dos túbulos seminíferos. Na segunda fase, que tem lugar aproximadamente 2 a 7 ou 8 semanas após o nascimento, ocorre um aumento do número de células germinativas e células Leydig do tipo adulto e um crescimento dramático no tamanho dos testículos (Mendis-Handagama & Ariyaratne, 2001). Entre a idade de 8-15 semanas, os testículos continuam a crescer em tamanho (Ekwall *et al.*, 1984), mas a taxa de crescimento é mais lenta do que a taxa de aumento do peso corporal. Os ratos machos são normalmente capazes de fertilizar a fêmea a partir da idade de oito semanas, quando a espermatogénese completa se torna possível. Os testículos em ratos de 12 semanas de idade podem, portanto, ser considerados como tendo atingido o seu tamanho quase normal de um rato adulto, embora continuem a crescer em tamanho até cerca da idade de 16 semanas. Todos os ratos deste estudo tinham 12 semanas de idade no início do estudo.

Tal como nos grupos de controlo, o peso médio relativo dos testículos no grupo de tratamento de 42 dias foi ligeiramente inferior ao dos grupos de tratamento de leptina de 7 e 15 dias (Tabela 3.5; Figura 3.14). Os ratos no grupo de 42 dias eram contudo mais velhos e tinham um peso corporal maior, o que explica o peso relativo testicular ligeiramente mais baixo. De importância, contudo, é o efeito da administração de leptina sobre o peso dos testículos nos ratos adultos maduros. A administração intraperitoneal de leptina não revelou qualquer diferença significativa no peso relativo médio dos testículos nos vários grupos, excepto em ratos com 5 pg de leptina no grupo de 42 dias em que o peso relativo médio dos testículos era ligeiramente mais elevado do que o dos controlos de idade. A razão para a falta de efeito ou o efeito evidente, embora pequeno, no grupo de 42 dias de tratamento não é aparente. O tratamento com leptina de ratos *obesos/obesos* masculinos resultou num aumento significativo do peso testicular, quando comparado com os controlos (Barash *et al.*, 1996). Curiosamente, os ratos com deficiência de leptina (*ob/ob*) têm menos células de Leydig com vesículas seminais mais pequenas. A hiperleptinemia em ratos adultos devido à administração de MSG, por outro lado, não revelou qualquer alteração no peso dos testículos, embora o número de células de Sertoli tenha diminuído (Franca *et al.*, 2006). Por conseguinte, pode argumentar-se que a administração de leptina a animais deficientes em leptina restaura a morfologia testicular e o peso normal, tal como é necessário para o desenvolvimento testicular normal. A administração de leptina a animais normais, por outro lado, não afecta significativamente o peso testicular. Se doses mais elevadas de administração de leptina ou a presença de hiperleptinemia significativa afectam o peso testicular e a função normal é uma questão interessante que merece um estudo mais aprofundado.

4.4.2 Peso da Epididymis

O peso epidídimo relativo registado neste estudo (Tabela 3.6; Figura 3.15) foi semelhante ao relatado por Zemunik *et al.*, (2003) mas foi um pouco inferior ao relatado por Gasco *et al.*, (2007) e Fernandes *et al.*, (2007) nos seus ratos correspondentes à idade. A razão para esta diferença não é clara mas pode estar relacionada com uma ligeira diferença nas técnicas utilizadas.

Tal como no caso do peso testicular global, a administração intraperitoneal de leptina não teve qualquer efeito significativo sobre o peso epididimal nos ratos. A razão para o peso epidídimo relativo ligeiramente mais elevado em animais aos quais foi dado 5 pg de leptina nos 42 grupos de estudo não é clara, mas pode estar relacionada com o facto de os animais deste grupo também terem um peso corporal ligeiramente mais baixo, o que pode ter contribuído para a diferença. Há poucos dados disponíveis na literatura que investiga os efeitos da administração exógena de leptina no peso dos órgãos reprodutores, incluindo o epidídimo, e a comparação é, portanto, difícil. Os nossos dados indicam no entanto que, num rato adulto, a administração exógena de leptina em doses de 5, 10 e 30 pg durante 7, 15 ou 42 dias não afecta significativamente o peso da epidídimo. O efeito de doses mais elevadas, durante mais tempo e mesmo em ratos mais jovens merece um estudo mais aprofundado, pois é possível que o impacto da leptina possa ser evidente em doses mais elevadas ou numa idade mais jovem.

4.4.3 Peso da glândula próstata

Ao contrário dos pesos relativos dos testículos e do epidídimo, onde o peso ou mostrou uma ligeira queda ou nenhuma alteração respectivamente com o avanço da categoria de idade dos ratos, o peso relativo da próstata no nosso estudo mostrou um ligeiro aumento com cada categoria de idade crescente dos ratos (Tabela 3.7; Figura 3.16). Este foi o caso tanto nos grupos de controlo como nos grupos tratados com leptina. Existem numerosos relatórios na literatura que documentam a hiperplasia da próstata relacionada com a idade no rato, particularmente no SHR (Yamashita *et al.*, 2003, Zhang *et al.*, 2004), embora um estudo também tenha relatado um peso da próstata ventral ligeiramente mais baixo em ratos de 22 meses de idade quando comparado com os seus homólogos de três meses de idade (Yono *et al.*, 2006). A hiperplasia deve-se evidentemente a um maior aumento do índice de proliferação quando comparado com o índice apoptótico, particularmente no epitélio e no estroma, e em certa medida na área do músculo liso. Embora a maioria destes estudos comuniquem comparações entre ratos com 12 semanas de idade e os que têm mais de 50 semanas de idade, enquanto a diferença de idade entre ratos neste estudo é de cerca de seis semanas, pode contudo concluir-se que o aumento do peso relativo da próstata com o aumento da categoria de idade evidente neste estudo se deve principalmente ao aumento relacionado com a idade que normalmente ocorre nesta glândula. O peso geral da próstata também foi ligeiramente maior neste estudo quando comparado com os relatados por outros (Fernandes *et al.*, 2007, Gasco *et al.*, 2007a). Isto pode ser devido ao facto de em alguns estudos apenas ser utilizada a próstata ventral, enquanto noutros estudos são incluídos tanto os lobos ventral como dorsolateral da próstata, como foi o caso neste estudo.

A administração de leptina exógena em doses de 5, 10 ou 30 pg por dia durante 7, 15 ou 42 dias não parece ter causado quaisquer alterações significativas no peso da glândula prostática (Tabela 3.7; Figura 3.16). Há poucas provas documentadas sobre o efeito da administração exógena de leptina no peso da próstata de rato. Dados publicados recentemente parecem sugerir que a leptina e os seus receptores podem estar envolvidos na fisiologia e fisiopatologia da próstata nos seres humanos, particularmente o cancro da próstata independente do andrógeno (Onuma *et al.*, 2003, Somasunder *et al.*, 2003). Embora o seu papel preciso ainda não seja compreendido, a reacção de transcrição reversa-polimerase em cadeia revelou a expressão de mRNAs de leptina, *Ob-Ra, Ob-Rb, Ob-Rc, Ob-Re* e *Ob-Rf* nos lobos dorsal, ventral e lateral da próstata de rato adulto (Malendowicz *et al.*, 2006, Malendowicz *et al.*, 2006a). A mancha ocidental demonstrou a presença nestes espécimes da proteína *Ob-Rb*, e a imunocitoquímica revelou que a *Ob-Rb está* principalmente localizada no componente epitelial-células. Colectivamente, estas descobertas sugerem fortemente que a leptina e a *Ob-R* podem estar envolvidas na regulação funcional autocrineparacrina das células epiteliais da próstata de rato adulto. O papel potencial da leptina no cancro da próstata também é uma hipótese. Isto decorre de provas epidemiológicas que mostram uma correlação entre obesidade e cancro da próstata (Amling, 2005, Buschemeyer & Freedland, 2007, Freedland & Platz, 2007). Há provas destes estudos que sugerem que embora a obesidade possa reduzir o risco de doença prostática não agressiva, pode contudo promover o tipo agressivo de doença prostática. O papel potencial dos lípidos e da leptina no cancro da próstata é ainda indicado pela descoberta de uma redução de 50% na mortalidade do cancro da próstata em pacientes que tomam inibidores ou estatinas de HMG CoA (Platz *et al.*, 2006). As células do cancro da próstata utilizam evidentemente os lípidos como fonte directa de energia (Gazi *et al.*, 2007) e as estatinas reduzem a absorção de lípidos pelas células. A forma exacta como a obesidade afecta o cancro da próstata não é clara, mas o papel da leptina e da adiponectina tem sido colocado como hipótese. Não era objectivo deste estudo examinar o papel da leptina na hiperplasia da próstata, mas basta dizer que a administração exógena de leptina, em doses e durações utilizadas neste estudo, não afecta o peso da próstata em ratos. No entanto, é difícil dizer se houve quaisquer efeitos da leptina sobre a função da próstata a partir deste estudo. Claramente, são necessários mais estudos, com doses talvez mais elevadas de leptina ou talvez um bloqueador dos receptores de leptina, para obter o papel preciso da leptina na fisiologia da próstata.

4.4.4 Peso das vesículas seminais

Como foi o caso da próstata, os pesos relativos da vesícula seminal aumentaram com o aumento da categoria de idade, tanto nos grupos tratados com leptina como nos grupos de controlo, ou seja, à medida que a idade dos ratos aumentou durante o período de estudo de 7, 15 e 42 dias (Tabela 3.8; Figura 3.17). A razão para este aumento relacionado com a idade é mais uma vez desconhecida. Mais importante, porém, é o facto de a administração de leptina não ter alterado significativamente o peso das vesículas seminais quando comparada com os seus controlos de acordo com a idade.

Os receptores de leptina também foram identificados nas vesículas seminais (Malendowicz *et al.*, 2006a) e a presença de leptina no plasma seminal, tanto em humanos vasectomizados como não-vasectomizados, sugere que a fonte de leptina no plasma seminal é a próstata ou as vesículas seminais (Camina *et al.*, 2002). Menores concentrações de leptina no plasma seminal e parâmetros de espermiograma anormais como percentagem de esperma móvel e linha recta de velocidade foram relatados em homens estéreis (Glander *et al.*, 2002). Embora o papel preciso da leptina no desenvolvimento ou no funcionamento das vesículas seminais não seja claramente compreendido, parece poder influenciar os mecanismos envolvidos no desenvolvimento da motilidade dos espermatozóides, uma vez que os receptores de leptina foram identificados na cauda dos espermatozóides (Jope *et al.*, 2003). Embora a administração de leptina não tenha afectado o peso das vesículas seminais, o seu efeito sobre a função das vesículas seminais não pode ser determinado a partir deste estudo. Dada a informação agora disponível, valerá a pena estudar mais aprofundadamente o impacto funcional da administração de leptina no tracto reprodutivo masculino.

4.5 Análise histomorfométrica de túbulos seminíferos

Cada testículo consiste em túbulos seminíferos incrustados em tecido intersticial esparso. Os espermatozóides são produzidos pelos túbulos, enquanto as hormonas são produzidas pelas células endócrinas (células Leydig) dentro do interstício. Cada túbulo seminífero forma um laço bem espiralado que se abre em ambas as extremidades em rete testis. Anormalidades substanciais na morfologia dos túbulos seminíferos testiculares foram associadas à deficiência de leptina em ratos (Bhat *et al.*, 2006). Por exemplo, em animais com deficiência de leptina, a celularidade dos túbulos seminíferos é reduzida e há uma deficiência considerável no processo espermatogénico (Bhat *et al.* , 2006).

O diâmetro dos túbulos seminíferos (STD) parece ser maior nos ratos dos grupos de estudo de 42 dias quando comparado com o dos grupos de 7 dias (Tabela 3.9; Figura 2.18). Isto pode ser porque os ratos do primeiro grupo eram cerca de 6 semanas mais velhos no momento da colheita da amostra. O diâmetro dos túbulos era também inferior ao relatado por outros investigadores (Gaytan *et al.*, 1986, Mazaro & Lamano-Carvalho, 2006). A razão para tal não é muito clara e pode estar relacionada com ligeiras diferenças nas metodologias utilizadas para determinar o diâmetro. Em comparação com ratos normais, a DST foi consistentemente mais baixa em ratos tratados com leptina neste estudo (Tabela 3.9; Figura 2.18). Quase não existem dados na literatura relacionados com o efeito da leptina sobre as DST em qualquer espécie. De facto, do nosso conhecimento, este é o primeiro estudo do seu género a analisar o efeito da leptina nas DST.

A razão para a diferença nas DST entre ratos normais e tratados com leptina não é clara. É possível que a administração exógena de leptina possa causar atrofia dos túbulos seminíferos. Curiosamente, a altura do epitélio seminífero (SEH) também foi mais baixa em ratos tratados com leptina, particularmente os do grupo dos 42 dias, quando comparada com a dos controlos de idade (Tabela 3.10; Figura 3.19). Embora a razão para a menor STD e SEH em ratos tratados com leptina não seja clara, poderia contudo ser devido à diminuição das células germinativas ou talvez no número de células de Sertoli nutritivas e parentais. A causa desta diminuição não é aparente, mas poderia ser devido à perda de células germinativas ou das células de Sertoli ou células de Leydig. Sabe-se que o principal determinante da produção diária de esperma é o número de células de Sertoli, e a perda de células de Sertoli diminui a produção de esperma. Curiosamente, foi notado neste estudo que a contagem de esperma também diminuiu em ratos tratados com leptina (ver Resultado, secção

3.7.1 Contagem de espermatozóides, página 51). O número de células de Sertoli não foi determinado neste estudo e é por isso difícil dizer se a menor DST e SEH em ratos tratados com leptina se deveu a uma perda nestas células.

Curiosamente, também não encontramos qualquer diferença significativa no peso testicular entre ratos tratados com leptina e ratos normais (ver Resultado, secção 3.5.1 Peso do testículo, página 45). Os testículos neste estudo também não foram examinados para a prova de apoptose, e se é que a diminuição das DST e SEH se deveu à perda destas células, é difícil concluir que se deveu à apoptose. Além disso, verificou-se que a leptina é mitogénica e anti-apoptótica (Ambati *et al.*, 2007, Beales *et al.*, 2007, Hoda *et al.*, 2007). Por outro lado, verificou-se que a injecção ventromedial de leptina no rato aumentou a apoptose adipócita na gordura periférica e na medula óssea (Hamrick *et al.*, 2007). Não se sabe se níveis mais elevados de leptina aumentam a apoptose. Da mesma forma, se concentrações mais elevadas de leptina podem afectar o peso testicular também não é claro. A observação neste estudo de DST e SEH reduzidas em ratos tratados com leptina sugere um possível efeito da leptina nestas estruturas nos testículos, o que pode afectar a contagem de esperma e anomalias morfológicas, mas a razão para a diminuição das DST e SEH permanece por estabelecer.

4.6 Avaliação do esperma

4.6.1 Contagem de espermatozóides

A fertilidade depende de um conjunto complexo de eventos, envolvendo tanto componentes masculinos como femininos. A função normal do esperma inclui motilidade, capacitação, reactividade acrossómica e fertilização de oócitos. A avaliação do número de espermatozóides e da morfologia tem sido desde há muito um meio para a avaliação do estado de fertilidade. A função normal dos espermatozóides é definida como a capacidade das células espermáticas de negociar o percurso de obstáculos do aparelho reprodutor feminino e das estruturas dos óvulos e de ser capaz de fertilizar o óvulo.

Neste estudo, a contagem de esperma epidídimo aumentou com a idade nos grupos de controlo, como indicado por uma maior contagem de esperma com cada categoria de idade crescente (Tabela 3.11; Figura 3.20). A contagem de espermatozóides nos ratos normais estava dentro do intervalo relatado por outros investigadores em ratos de idade correspondente (Chitra *et al.*, 2003, Ghosh *et al.*, 2002, Latchoumycandane *et al.*, 2002). Durante o desenvolvimento pubertal, a testosterona e a FSH parecem ter um efeito sinérgico no desenvolvimento de células germinais (Russell *et al.*, 1998). A partir da puberdade, à medida que a idade dos ratos aumenta, os níveis de testosterona e FSH também aumentam e estimulam a produção de esperma. Neste estudo, o esperma epidídimo era evidente nos ratos a partir da idade de seis semanas e a contagem de esperma aumentava com a idade, tanto no grupo experimental como no grupo de controlo.

As contagens de esperma foram significativamente mais baixas em todos os grupos tratados com leptina quando comparadas com os seus controlos normais de idade (Tabela 3.11; Figura 3.20). O efeito foi evidente nas três durações da administração de leptina e parece aumentar com o aumento das concentrações de leptina. A razão para a menor contagem de esperma em ratos tratados com leptina não é clara. Este é o primeiro estudo, que examinou os efeitos da administração de leptina na contagem de esperma *in vivo.*

A produção de esperma ou espermatogénese é controlada pela acção da testosterona, FSH, LH e GnRH. O LH é trópico às células de Leydig e estimula a secreção da testosterona. Enquanto o FSH é trópico às células de Sertoli, e o FSH e a testosterona mantêm a espermatogénese nos testículos. A iniciação, manutenção e reinício da produção de esperma dependem da acção da testosterona (Roberts & Zirkin, 1991). Os baixos níveis de testosterona também diminuirão a produção de esperma. No nosso estudo, embora as contagens de esperma tenham sido significativamente reduzidas em ratos tratados com leptina, em geral não foram evidentes diferenças significativas nos níveis de leptina sérica em ratos tratados com leptina em comparação com os seus controlos de idade (Tabela 3.1; Figura 3.10). Os níveis de testosterona sérica foram mais elevados em cada categoria etária crescente de ratos e foram ligeiramente mas não significativamente inferiores em ratos tratados com leptina, particularmente nos grupos de tratamento de 15 dias e 42 dias (Quadro 3.4 e Figura 3.13). Se este nível ligeiramente mais baixo de testosterona poderia explicar a menor contagem de esperma em ratos tratados com leptina não é claro. A FSH era mais elevada em ratos tratados com leptina (Quadro 3.2; Figura 3.11). Isto mostra que o efeito da administração de leptina na contagem de esperma não se deve a uma queda nos níveis de FSH ou LH ou através do eixo hipotálamo-hipófise-gonadal, mas sim a um efeito directo da leptina na espermatogénese. Há provas que mostram a expressão do receptor de leptina em testículos de rato, e o papel disto não é claro (Zamorano *et al.*, 1997).

Uma outra possibilidade de redução da contagem de esperma é a diminuição das DST e SEH em ratos tratados com leptina. Embora a razão para a diminuição das DST e SEH em ratos tratados com leptina não tenha sido determinada neste estudo, é possível que se deva a uma diminuição do número de células de Sertoli. O principal determinante da produção diária de esperma é o número de células de Sertoli e uma redução no número destas células poderia afectar a contagem de esperma. Claramente, há necessidade de mais estudos histológicos para examinar o efeito da leptina no número e função das células de Sertoli.

4.6.2 Morfologia do esperma

A morfologia do esperma é também um determinante importante da fertilidade. O aumento do número de espermatozóides anormais pode afectar a fertilidade, uma vez que os espermatozóides de forma anormal não têm a capacidade de fertilizar um óvulo.

Neste estudo, a percentagem de esperma anormal no grupo de controlo não aumentou significativamente com cada categoria de idade crescente de ratos (Tabela 3.12; Figura 3.21). A percentagem de espermatozóides anormais estava dentro do intervalo relatado por outros estudos (Suryavathi *et al.*, 2005, Selvakumar *et al.*, 2006). A percentagem de espermatozóides anormais nos animais tratados com leptina parece ser ligeiramente mais elevada quando comparada com os seus controlos de idade, particularmente no grupo de 42 dias de tratamento de ratos aos quais é dado 30 pg de leptina diariamente. A razão para isto não é clara e não existem relatórios que mostrem o efeito da leptina na morfologia dos espermatozóides. A espermatogénese é activada pela testosterona, que actua sobre as células de Sertoli. A baixa produção de testosterona nas células de Leydig poderia induzir a hipospermatogénese. No entanto, as concentrações séricas de testosterona não foram significativamente reduzidas em ratos tratados com leptina, além de se saber que a testosterona afecta principalmente a contagem de esperma e não a morfologia dos espermatozóides.

É possível que a maior percentagem de espermatozóides anormais em ratos tratados com leptina se deva a um efeito directo da leptina nas células espermatogénicas e de Sertoli no testículo. As anomalias induzidas no esperma indicam uma mutação pontual nas células germinativas, que poderia desencadear alterações estruturais nas organelas celulares envolvidas na formação da cabeça e da cauda, levando a anomalias na morfologia do esperma (Narayana *et al.* , 2002). O stress oxidativo também poderia desempenhar um papel crítico na indução de espermatozóides anormais, onde provoca a desnaturação e fragmentação do ADN do esperma, resultando na produção anormal de esperma (Agarwal *et al.*, 2005). No entanto, se a administração de leptina e a interacção da leptina com os receptores nos testículos aumenta o stress oxidativo, não foi relatado. Outros estudos sobre o efeito da leptina nos marcadores de stress oxidativo podem ser feitos para determinar a presença de stress oxidativo nos testículos e se isto poderia alterar a formação ou a morfologia dos espermatozóides. No entanto, é interessante notar que a leptina exógena administrada a ratos normais diminui a contagem de esperma, ao mesmo tempo que aumenta a percentagem de espermatozóides anormais.

CAPÍTULO RESUMO
E CONCLUSÃO

Em resumo, a administração diária intraperitoneal de 5, 10 ou 30 pg de leptina durante 7, 15 ou 42 dias neste estudo não afectou significativamente o peso corporal dos ratos, excepto nos ratos aos quais foram dados 5 pg de leptina no grupo de estudo de 42 dias, em que o peso corporal foi consistentemente inferior ao dos controlos a partir de cerca do 21º dia do estudo. O efeito da leptina no peso corporal, no grupo de 42 dias dado 5 pg de leptina, só se tornou significativamente evidente após cerca de 21 dias de administração da leptina. A administração destas três doses diferentes durante 7 ou 15 dias não resultou em qualquer diferença significativa no peso corporal entre os vários grupos.

O consumo alimentar em ratos aos quais foi administrada leptina durante os períodos de estudo de 7 ou 15 dias em geral, também não diferiu significativamente do verificado nos controlos. No grupo de 42 dias, no entanto, a impressão geral é de uma diminuição do consumo alimentar, particularmente em ratos aos quais foi administrada 10 e 30 pg de leptina. Tal como a ingestão alimentar, não foram evidentes diferenças significativas no consumo de água entre ratos de controlo e ratos a quem foi administrada leptina durante 7 ou 15 dias. A ingestão de água, no grupo dos 42 dias parece, no entanto, ser paralela à ingestão alimentar. Em geral, a administração intraperitoneal de leptina em doses de 5, 10 ou 30 pg por dia durante 7 a 15 dias não parece afectar a ingestão de alimentos ou água em ratos. A administração intraperitoneal de leptina em doses de 5, 10, e 30 pg durante 42 dias parece, contudo, reduzir tanto a ingestão de alimentos como de água, particularmente quando administrada em doses de 10 e 30 pg por dia. É possível que os efeitos da leptina na ingestão de alimentos e água, quando utilizada nestas doses, só se tornem aparentes após uma longa duração de administração.

A administração de leptina exógena não causou diferenças significativas na concentração de leptina entre os vários grupos, excepto no grupo dos 15 dias, em que os níveis médios de leptina sérica em ratos com 5 e 30 pg de leptina eram ligeira e significativamente inferiores aos dos seus controlos de acordo com a idade. A razão para os níveis ligeiramente inferiores de leptina em animais tratados com leptina não é clara, particularmente quando uma quantidade significativa de leptina é secretada constitutivamente.

Os níveis de soro FSH e LH foram significativamente mais elevados em todos os grupos tratados com leptina quando comparados com os seus controlos de acordo com a idade. Isto é esperado uma vez que a leptina é conhecida por aumentar a libertação de GnRH a partir do hipotálamo. O aumento de GnRH aumentaria a secreção pituitária de FSH e, em certa medida, de LH. Embora os níveis de testosterona sérica em animais tratados com leptina fossem ligeiramente inferiores aos dos grupos de controlo, a diferença não foi estatisticamente significativa, excepto entre controlos e ratos dados 30 pg de leptina no grupo dos 15 dias. Sabe-se que a leptina diminui a secreção de testosterona e o efeito ausente neste estudo pode estar relacionado com a dose de leptina administrada.

A administração intraperitoneal de leptina não revelou qualquer diferença significativa no peso relativo médio dos testículos nos vários grupos, excepto em ratos com 5 pg de leptina no grupo de 42 dias em que o peso relativo médio dos testículos era ligeiramente mais elevado do que o dos controlos de acordo com a idade. A administração exógena de leptina em doses de 5, 10 ou 30 pg por dia durante 7, 15 ou 42 dias também não parece ter causado quaisquer alterações significativas no peso da epidídimo, glândula prostática e vesículas seminais.

A histologia dos túbulos seminíferos dos testículos mostrou que a DST era consistentemente mais baixa em ratos tratados com leptina neste estudo. Da mesma forma, o SEH também foi mais baixo em ratos tratados com leptina, particularmente os do grupo dos 42 dias, quando comparado com o dos controlos por idade. A razão e significado das DST e SEH reduzidas, embora não claramente aparentes, podem contudo contribuir para um espermiograma anormal. A este respeito, o tratamento com leptina foi associado a contagens significativamente mais baixas de esperma em todos os grupos tratados com leptina quando comparados com os seus controlos normais de acordo com a idade. A percentagem de espermatozóides anormais nos animais tratados com leptina também parece ser ligeiramente mais elevada quando comparada com os seus controlos de acordo com a idade, particularmente no grupo de 42 dias de ratos dado de 30 pg de leptina diariamente.

Em conclusão, os resultados deste estudo parecem sugerir que a administração de leptina exógena a ratos Sprague Dawley adultos está associada à alteração da função testicular, onde a leptina reduz significativamente a contagem de esperma e aumenta a fracção de esperma com morfologia anormal. Os efeitos ausentes no peso corporal, ingestão de alimentos e água e testosterona, e efeitos positivos no FSH e LH parecem sugerir que o efeito da leptina na contagem e morfologia do esperma é muito provavelmente mediado através de um efeito directo da leptina nos testículos, em vez de através do eixo hipotálamo-hipófise. A demonstração do efeito da leptina na contagem e morfologia do esperma, parece sugerir um papel para esta hormona em casos de infertilidade associada à obesidade e parece haver uma clara necessidade de estudos mais extensivos para elucidar o papel preciso desta hormona na infertilidade associada à obesidade, tanto masculina como feminina. Parece que embora a exigência de leptina para a maturidade sexual seja essencial, o seu excesso pode ter um efeito negativo sobre a fertilidade.

BIBLIOGRAFIA

Agarwal, A., Prabakaran, S. A. & Said, T. M. (2005). Prevenção de lesões por stress oxidativo no esperma. *J Androl*, **26**(6), 654-60.

Ahima, R. S. & Hileman, S. M. (2000). Postnatal regulation of hypothalamic neuropeptide expression by leptin: implications for energy balance and body weight regulation. *Regul Pept*, **92**(1-3), 1-7.

Ahima, R. S. & Osei, S. Y. (2004). Sinalização de leptina. *Physiol Behav*, **81**(2), 223-41.

Ahima, R. S., Dushay, J., Flier, S. N., Prabakaran, D. & Flier, J. S. (1997). Leptin acelera o início da puberdade em ratos fêmeas normais. *J Clin Invest*, **99**(3), 391-5.

Ahima, R. S., Prabakaran, D., Mantzoros, C., Qu, D., Lowell, B., Maratos-Flier, E. & Flier, J. S. (1996). O papel da leptina na resposta neuroendócrina ao jejum. *Natureza*, **382**(6588), 250-2.

Ahima, R. S., Saper, C. B., Flier, J. S. & Elmquist, J. K. (2000). Leptin regulation of neuroendocrine systems. *Front Neuroendocrinol*, **21**(3), 263-307.

Akhter, N., Johnson, B. W., Crane, C., Iruthayanathan, M., Zhou, Y. H., Kudo, A. & Childs, G. V. (2007). Alterações da expressão anterior da leptina pituitária em diferentes estados reprodutivos: estimulação in vitro por hormona libertadora de gonadotropina. *J Histochem Cytochem*, **55**(2), 151-66.

Al-Modhefer, A. K., Atherton, J. C., Garland, H. O., Singh, H. J. & Walker, J. (1986). Função renal em ratos com nefrocalcinose corticomedular: efeitos de alterações na dieta de cálcio e magnésio. *J Physiol*, **380**:405-14.

Ambati S, Kim H, yang J, Lin J, Della-Fera MA, Baile CA. (2007) Effects of leptin on apoptosis and adipogenesis in 3T3-L1 adipocytes. *Biochem Pharmacol* 73:378-384

Amling, C. L. (2005). Relação entre a obesidade e o cancro da próstata. *Curr Opinião Urol*, **15**(3), 16771.

Ang KK, McKitrick DJ, Phillips PA, Arnolda LF (2001). A hora do dia e o acesso ao tofood alteram a entrada de água nos ratos após a privação de água. *Clin Exp Pharmacol Physiol* **28**(9):764-767

Aquila, S., Gentile, M., Middea, E., Catalano, S., Morelli, C., Pezzi, V. & Ando, S. (2005). Secreção de leptina por espermatozóides humanos ejaculados. *J Clin Endocrinol Metab,* **90**(8), 4753-61.

Armagan A., Efkan Uz, Yilmaz HR., Soyupek S., Oksay T., Ozcelik N. (2006) Effects of melatonin on lipid peroxidation and antioxidant enzymes in streptozotocin-induced diabetic rats testis *Asian J Androl*, **8**(5):595-600.

Bado, A., Levasseur, S., Attoub, S., Kermorgant, S., Laigneau, J. P., Bortoluzzi, M. N., Moizo, L., Lehy, T., Guerre-Millo, M., Le Marchand-Brustel, Y. & Lewin, M. J. (1998). O estômago é uma fonte de leptina. *Nature,* **394**(6695), 790-3.

Barash, I. A., Cheung, C. C., Weigle, D. S., Ren, H., Kabigting, E. B., Kuijper, J. L., Clifton, D. K. & Steiner, R. A. (1996). A leptina é um sinal metabólico para o sistema reprodutivo. *Endocrinologia,* **137**(7), 3144-7.

Baskin, D. G., Schwartz, M. W., Seeley, R. J., Woods, S. C., Porte, D., Jr., Breininger, J. F., Jonak, Z., Schaefer, J., Krouse, M., Burghardt, C., Campfield, L. A., Burn, P. & Kochan, J. P. (1999). Expressão proteica variável de forma longa do receptor de leptina nos corpos celulares dos neurónios do cérebro e colocação com neuropeptídeo Y mRNA no núcleo do arcuate. *J Histochem Cytochem,* **47**(3), 35362.

Bates, S. H., Stearns, W. H., Dundon, T. A., Schubert, M., Tso, A. W., Wang, Y., Banks, A. S., Lavery, H. J., Haq, A. K., Maratos-Flier, E., Neel, B. G., Schwartz, M. W. & Myers, M. G., Jr. (2003). A sinalização STAT3 é necessária para a regulação de leptina do balanço energético, mas não para a reprodução. *Natureza,* **421**(6925), 856-9.

Beales ILP e Ogunwobi OO (2007). Leptin sunergisticamente melhora os efeitos anti-apoptóticos e promotores de crescimento do ácido nas células de adenocarcinoma de esófago OE33 em cultura. *Célula Mol Endocrinol* 274,60-68.

Beck, B., Burlet, A., Nicolas, J. P. & Burlet, C. (1993). Galanin no hipotálamo de ratos Zucker magros e obesos alimentados e jejuados. *Resina Cerebral,* **623**(1), 124-30.

Behre, H. M., Simoni, M. & Nieschlag, E. (1997). Forte associação entre os níveis séricos de leptina e testosterona nos homens. *Clin Endocrinol (Oxf),* **47**(2), 237-40.

Bernardis, L. L. & Bellinger, L. L. (1998). O núcleo hipotalâmico dorsomedial revisitado:

Actualização de 1998. *Proc Soc Exp Biol Med,* **218**(4), 284-306.

Bhat, G K., Sea, T. L., Olatinwo, M. O., Simorangkir, D., Ford, G. D., Ford, B. D. & Mann, D. R. (2006). Influência de uma deficiência de leptina na morfologia testicular, apoptose de células germinativas, e níveis de expressão de genes relacionados com a apoptose no rato. *J Androl,* **27**(2), 302-10.

Bjorbaek, C., Elmquist, J. K., Michl, P., Ahima, R. S., van Bueren, A., McCall, A. L. & Flier, J. S. (1998). Expressão de isoformas do receptor de leptina em microvasos de cérebro de rato. *Endocrinologia,* **139**(8), 348591.

Blache, D., Celi, P., Blackberrv, M. A., Dynes, R. A. & Martin, G. B. (2000). Diminuição da ingestão voluntária de alimentos e da secreção hormonal luteinizante pulsátil após infusão intracerebroventricular de leptina bovina recombinante em ovinos machos maduros. *Reprod Fertil Dev,* **12**(7-8), 373-81.

Blevins, J. E., Schwartz, M. W. & Baskin, D. G. (2002). Sinais peptídicos que regulam o consumo alimentar e a homeostase energética. *Can J Physiol Pharmacol,* **80**(5), 396-406.

Bottcher, H. & Furst, P. (1997). Diminuição da termogénese de células gordas brancas em indivíduos obesos. *Int J Obes Relat Metab Disord,* **21**(6), 439-44.

Brabant, G., Horn, R., von zur Muhlen, A., Mayr, B., Wurster, U., Heidenreich, F., Schnabel, D., Gruters-Kieslich, A., Zimmermann-Belsing, T. & Feldt-Rasmussen, U. (2000). A leptina livre e ligada a proteínas são factores distintos e controlados de forma independente na regulação energética. *Diabetologia,* **43**(4), 43842.

Bradley, R. L., Cleveland, K. A. & Cheatham, B. (2001). O adipócito como órgão secretor: mecanismos de transporte de vesículas e caminhos secretores. *Res Res de Prog Horm Res recente,* **56329-58**.

Bray, G. A. & York, D. A. (1979). Hypothalamic and genetic obesity in experimental animal: an autonomic and endcorine hypothesis. *Physiol Rev,* **59719-809**.

Bray, G. A. (1991). Obesidade, uma desordem de separação de nutrientes: a hipótese de Mona Lisa. *J Nutr,* **1211146-1162**.

Buschemeyer, W. C., 3rd & Freedland, S. J. (2007). Obesidade e cancro da próstata: epidemiologia e implicações clínicas. *Eur Urol,* **52**(2), 331-43.

Camina, J. P., Lage, M., Menendez, C., Grana, M., Garcia-Devesa, J., Dieguez, C. & Casanueva, F. F. (2002). Evidência de leptina livre no plasma seminal humano. *Endocrina,* **17**(3), 169-74.

Campfield, L. A., Smith, F. J., Guisez, Y., Devos, R. & Burn, P. (1995). Recombinant mouse OB protein: evidência de um sinal periférico ligando adiposidade e redes neurais centrais. *Science,* **269**(5223), 546-9.

Caprio, M., Isidori, A. M., Carta, A. R., Moretti, C., Dufau, M. L. & Fabbri, A. (1999). Expressão de receptores de leptina funcionais em células de Leydig roedor. *Endocrinologia,* **140**(11), 4939-47.

Caro, J. F., Kolaczynski, J. W., Nyce, M. R., Ohannesian, J. P., Opentanova, I., Goldman, W. H., Lynn, R. B., Zhang, P. L., Sinha, M. K. & Considine, R. V. (1996). Diminuição da relação cérebro-fluído/soro leptina na obesidade: um possível mecanismo de resistência à leptina. *Lancet,* **348**(9021), 15961.

Carraro, R. & Ruiz-Torres, A. (2006). Relação da concentração sérica de leptina com a idade, sexo e parâmetros biomédicos em indivíduos saudáveis, não obesos. *Arch Gerontol Geriatr,* **43**(3), 301-12.

Casabiell, X., Pineiro, V., Peino, R., Lage, M., Camina, J., Gallego, R., Vallejo, L. G., Dieguez, C. & Casanueva, F. F. (1998). Diferenças de género tanto na secreção espontânea como na estimulada de leptina pelo tecido adiposo omental humano in vitro: dexametasona e estradiol estimulam a libertação de leptina nas mulheres, mas não nos homens. *J Clin Endocrinol Metab,* **83**(6), 2149-55.

Casanueva, F. F. & Dieguez, C. (1999). Regulamentação neuroendócrina e acções de leptina. *Front Neuroendocrinol,* **20**(4), 317-63.

Chan, J. L. & Mantzoros, C. S. (2001). Leptin e a regulação hipotálamo-hipofisária do eixo gonadotropin-gonadal. *Pituitária,* **4**(1-2), 87-92.

Chandra, A. K., Chatterjee, A., Ghosh, R., Sarkar, M. & Chaube, S. K. (2007). Deficiência testicular induzida pelo crómio em relação a actividades adrenocorticais em ratos albinos adultos. *Reprod Toxicol.*

Chehab, F. F., Lim, M. E. & Lu, R. (1996). Correcção do defeito de esterilidade em ratos fêmeas homozigotos obesos através de tratamento com a leptina recombinante humana. *Nat Genet,* **12**(3), 318-20.

Chen, G., Koyama, K., Yuan, X., Lee, Y., Zhou, Y. T., O'Doherty, R., Newgard, C. B. & Unger, R. H. (1996). Desaparecimento de gordura corporal em ratos normais induzido pela terapia genética com leptina mediada por adenovírus. *Proc Natl Acad Sci U S A,* **93**(25), 14795-9.

Chitra, K. C., Latchoumycandane, C. & Mathur, P. P. (2003). Indução de stress oxidativo por bisfenol A no esperma epidídimo de ratos. *Toxicologia,* **185**(1-2), 119-27.

Cinti, S., Frederich, R. C., Zingaretti, M. C., De Matteis, R., Flier, J. S. & Lowell, B. B. (1997). Localização imunohistoquímica da leptina e da proteína de desacoplamento em tecido adiposo branco e castanho. *Endocrinologia,* **138**(2), 797-804.

Cinti, S., Matteis, R. D., Pico, C., Ceresi, E., Obrador, A., Maffeis, C., Oliver, J. & Palou, A. (2000). Grânulos secretos de células endócrinas e células principais da mucosa do estômago humano contêm leptina. *Int J Obes Relat Metab Disord,* **24**(6), 789-93.

Cioffi, J. A., Van Blerkom, J., Antczak, M., Shafer, A., Wittmer, S. & Snodgrass, H. R. (1997). A expressão da leptina e dos seus receptores nos folículos humanos pré-ovulatórios. *Mol Hum Reprod,* **3**(6), 467-72.

Clark, M. G., Williams, C. H., Pfeifer, W. F., Bloxham, D. P., Holland, P. C., Taylor, C. A. & Lardy, H. A. (1973). Carta: Aceleração do ciclo de substrato de fructose-6-fosfato no músculo de porcos hipertérmicos malignos. *Natureza,* **245**(5420), 99-101.

Clayton, P. E. & Trueman, J. A. (2000). Leptin e puberdade. *Arch Dis Child,* **83**(1), 1-4.

Coleman, D. (1978). Obesidade e diabetes: dois genes mutantes que provocam síndromes de diabetes-obesidade em ratos. *Diabetologia,* **14141-148**.

Coleman, D. L. & Hummel, K. P. (1969). Effects of parabiosis of normal with genetically diabetic mice. *Am J Physiol,* **2171298-1304**.

Coleman, D.L. (1973). Efeitos da parabiose de ratos obesos com diabetes, e ratos normais. *Diabeologia,* 9:294- 8.

Considine, R. V., Considine, E. L. & William, C. J. (1995). Provas contra um códão de paragem prematura ou a ausência de mRNA do gene obeso na obesidade humana. *J Clin Invest,* **952986-2988**.

Considine, R. V., Sinha, M. K., Heiman, M. L., Kriauciunas, A., Stephens, T. W., Nyce, M. R., Ohannesian, J. P., Marco, C. C., McKee, L. J., Bauer, T. L. & et al. (1996). Concentrações séricas imuno-leptinas em humanos com peso normal e obesos. *N Engl J Med,* **334**(5), 292-5.

Cowley, M. A., Smart, J. L., Rubinstein, M., Cerdan, M. G., Diano, S., Horvath, T. L., Cone, R. D. & Low, M. J. (2001). Leptin activa os neurónios POMC anorexigénicos através de uma rede neural no núcleo de arcuate. *Nature,* **411**(6836), 480-4.

Cumin, F., Baum, H. P. & Levens, N. (1996). A leptina é retirada da circulação principalmente pelo rim. *Int J Obes Relat Metab Disord,* **20**(12), 1120-6.

De Vos, P., Saladin, R., Auwerx, J. & Staels, B. (1995). A indução da expressão do gene ob por corticosteróides é acompanhada pela perda de peso corporal e redução do consumo alimentar. *J Biol Chem,* **270**(27), 15958-61.

Dearth, R. K., Hiney, J. K. & Dees, W. L. (2000). Leptin age centralmente para induzir a secreção pré-pubertal da hormona luteinizante na ratazana fêmea. *Peptídeos,* **21**(3), 387-92.

Eikelis, N., Wiesner, G., Lambert, G. & Esler, M. (2007). Revisão da resistência à leptina cerebral na obesidade humana. *Regulatory Peptides,* **13945-51**.

Ekwall, H., Jansson, A., Sjoberg, P. & Ploen, L. (1984). Diferenciação do testículo do rato entre os 20 e 120 dias de idade. *Arco Androl,* **13**(1), 27-36.

El-Hefnawy, T., Ioffe, S. & Dym, M. (2000). Expressão do receptor de leptina durante o desenvolvimento de células germinativas no testículo do rato. *Endocrinologia,* **141**(7), 2624-30.

Elmquist, J. K., Bjorbaek, C., Ahima, R. S., Flier, J. S. & Saper, C. B. (1998). Distribuições de isoformas do receptor de leptina mRNA no cérebro do rato. *J Comp Neurol,* **395**(4), 535-47.

Elmquist, J. K., Elias, C. F. & Saper, C. B. (1999). Das lesões à leptina: controlo hipotalâmico da ingestão de alimentos e do peso corporal. *Neuron,* **22**(2), 221-32.

Inglês, P. J. & Wilding, J. P. (2006). Fisiologia aplicada: O controlo de peso. *Current Paediatrics,* **16439-446**.

Erickson, J. C., Hollopeter, G. & Palmiter, R. D. (1996). Attenuation of the obesity syndrome of ob/ob mice by the loss of neuropeptide Y. *Science,* **274**(5293), 1704-7.

Farooqi, I. S., Keogh, J. M., Kamath, S., Jones, S., Gibson, W. T., Trussell, R., Jebb, S. A., Lip, G. Y. & O'Rahilly, S. (2001). Deficiência parcial de leptina e adiposidade humana. *Natureza,* **414**(6859), 34-5.

Fernandes, G. S., Arena, A. C., Fernandez, C. D., Mercadante, A., Barbisan, L. F. & Kempinas, W. G. (2007). Efeitos reprodutivos em ratos machos expostos a diurão. *Reprod Toxicol,* **23**(1), 106-12.

Finn P, Cunningham M, pau K, Spies H, Clifton D, Steiner R. (1998). O efeito estimulante da leptina sobre o eixo neuroendócrino reprodutivo do macaco. *Endocrinologia* 139:4652-4662.

Flier, J. S. & Maratos-Flier, E. (1998). Obesidade e o hipotálamo: novos peptídeos para novos caminhos. *Célula,* **92**(4), 437-40.

Franca LR., Suescun MO, Miranda JR, Giovambattista, Perello M, Spinedi E, Calandra RS. (2006) Estrutura e função dos testículos num modelo de rato hiperadiposo não genético em idade pré-púbere e adulta. *Endocrinologia* **147**(3): 1556-1563.

Frederich, R. C., Hamann, A., Anderson, S., Lollmann, B., Lowell, B. B. & Flier, J. S. (1995). Os níveis de leptina reflectem o conteúdo lipídico corporal em ratos: evidência de resistência induzida pela dieta à acção da leptina. *Nat Med,* **1**(12), 1311-4.

Freedland, S. J. & Platz, E. A. (2007). Obesidade e cancro da próstata: fazer sentido a partir de dados aparentemente contraditórios. *Epidemiol Rev,* 2988-97.

Friedman, J. M. & Halaas, J. L. (1998). Leptin e a regulação do peso corporal em mamíferos. *Natureza,* **395**(6704), 763-70.

Friedman, J., Leibel, R. L., Siegel, D. A., Walsh, J. & Bahary, N. (1991). Mapeamento molecular da mutação da *obturação do* rato. *Genomics,* **111054-1062**.

Frisch, R. E. (1980). Tecido adiposo pubertal: é necessário para uma maturação sexual normal? Provas do rato e da fêmea humana. *Fed Proc,* **39**(7), 2395-400.

Funahashi, H., Takenoya, F., Guan, J. L., Kageyama, H., Yada, T. & Shioda, S. (2003). Redes neuronais hipotalâmicas e peptídeos relacionados com a alimentação envolvidos na regulação da alimentação. *Anat Sci Int,* **78**(3), 123-38.

Garcia-Mayor, R. V., Andrade, M. A., Rios, M., Lage, M., Dieguez, C. & Casanueva, F. F. (1997). Níveis de leptina sérica em crianças normais: relação com a idade, sexo, índice de massa corporal, hipófise - hormonas gónadas, e estádio puberal. *J Clin Endocrinol Metab,* **82**(9), 2849-55.

Gasco, M., Aguilar, J. & Gonzales, G. F. (2007). Efeito do tratamento crónico com três variedades de Lepidium meyenii (Maca) nos parâmetros reprodutivos e quantificação do ADN em ratos machos adultos. *Andrologia,* **39**(4), 151-8.

Gasco, M., Villegas, L., Yucra, S., Rubio, J. & Gonzales, G. F. (2007a). Efeito dose-resposta do Red Maca (Lepidium meyenii) na hiperplasia benigna da próstata induzida pelo enantato de testosterona. *Fitomedicina,* **14**(7-8), 460-4.

Gaytan, F., Lucena, M. C., Munoz, E. & Paniagua, R. (1986). Aspectos morfométricos do desenvolvimento de testículos de rato. *J Anat,* **145155-9**.

Gazi, E., Gardner, P., Lockyer, N. P., Hart, C. A., Brown, M. D. & Clarke, N. W. (2007). Evidência directa de translocação lipídica entre adipócitos e células cancerosas da próstata com microspectroscopia FTIR de imagem. *J Lipid Res,* **48**(8), 1846-56.

Ge, H., Huang, L., Pourbahrami, T. & Li, C. (2002). Geração de receptor de leptina solúvel através de ectodomínio de receptores de membrana in vitro e in vivo. *J Biol Chem,* **277**(48), 45898-903.

Ghosh, D., Das Sarkar, S., Maiti, R., Jana, D. & Das, U. B. (2002). Toxicidade testicular em ratos tratados com flúor de sódio: associação com stress oxidativo. *Reprod Toxicol,* **16**(4), 385-90.

Gillette-Bellingham, K., Bellingham, W. P. & Storlien, L. H. (1986). Effects of scheduled food and water deprivation on food intake, water intake and body weight of cage-adapted and cage-naive rats. *Appetite,* **7**(1), 19-39.

Glander, H-J., Lammert, A., Paasch, U., Glasow, A. & Kratzsch, J. (2002). A leptina existe em tubuli seminiferi e em plasma seminal. *Andrologica* **34**, 227-233.

Golden, P. L., Maccagnan, T. J. & Pardridge, W. M. (1997). Receptor de leptina da barreira hemato-encefálica humana. Ligação e endocitose em microvasos isolados do cérebro humano. *J Clin Invest,* **99**(1), 14-8.

Gong, D. W., Bi, S., Pratley, R. E. & Weintraub, B. D. (1996). Genomic structure and promoter analysis of the human obese gene. *J Biol Chem,* **271**(8), 3971-4.

Gonzalez, L. C., Pinilla, L., Tena-Sempere, M. & Aguilar, E. (1999). Leptin(116-130) estimula a prolactina e a secreção hormonal luteinizante em ratos machos adultos em jejum. *Neuroendocrinologia,* **70**(3), 21320.

Grill, H. J. & Kaplan, J. M. (2002). O eixo neuroanatómico para o controlo do equilíbrio energético. *Neuroendocrinol frontal,* **23**(1), 2-40.

Gruaz, N. M., Pierroz, D. D., Rohner-Jeanrenaud, F., Sizonenko, P. C. & Aubert, M. L. (1993). Provas de que o neuropeptídeo Y poderia representar um inibidor neuroendócrino da maturação sexual em condições metabólicas desfavoráveis no rato. *Endocrinologia,* **133**(4), 1891-4.

Hakansson M, Brown H, Ghilardi N, Skoda R, Meister B (1998). Imunoreactividade do receptor de leptina em neurónios alvo quimicamente definidos do hipotálamo. *J Neurosci,* **18**:559-572.

Hamilton, B. S., Paglia, D., Kwan, A. Y. & Deitel, M. (1995). Aumento da expressão do mRNA obeso em células de gordura omental de humanos obesos em massa. *Nat Med,* **1**(9), 953-6.

Hamrick MW, Della-Fera, MA, Choi YH, Hartzell D, Pennington C, Baile CA. (2007) As injecções de hipotálamo ventromedial de rato leptininto aumentam a apoptose adipocitária na gordura periférica e na medula óssea. *Res.* **327**:133-141 *de tecido celular.*

Hanafy S., Halawa FA., Mostafa T., Mikhael NW., Khalil KT. (2007) Serum leptin correlates em machos oligozoospérmicos inférteis. *Andrologica* **39**:177-180.

Hassink, S. G., Sheslow, D. V., de Lancey, E., Opentanova, I., Considine, R. V. & Caro, J. F. (1996). Serum leptin em crianças com obesidade: relação com o género e desenvolvimento. *Pediatria,* **98**(2 Pt 1), 201-3.

Hausberger, F. X. (1959). Experiências de parabiose e transplantação em ratos hereditariamente obesos. *Anat Rec,* **130313**.

Henry B, Goding J, Tilbrook A, Dunshea FR, Clarke IJ (2001). A infusão intracerebroventricular de leptina eleva a secreção da hormona luteinizante sem afectar a ingestão de alimentos em ovinos com restrições alimentares a longo prazo, mas aumenta a hormona de crescimento independentemente do peso corporal. *J Endocrinol.* **168**:67-77.

Hervey, G. R. (1958). O efeito das lesões no hipotálamo em ratos parabióticos. *J Physiol,* **145336-352**.

Heymsfield SB, Greenberg AS, Fujioka K, Dixon RM, Kushner R, Hunt T, lubina JA, Patane J, Self B, Hunt P, Mccamish M. (1999). Leptina recombinante para a perda de peso em adultos obesos e magros: um ensaio aleatório, controlado, de dose-escalada. *JAMA*; **282**:1568-1575.

Himms-Hagen, J. (1989). Papel da termogénese na regulação do equilíbrio energético em relação à obesidade. *Can J Physiol Pharmacol,* **67**(4), 394-401.

Hoda MR, Keely SJ, Bertelsen LS, Junger WG, Dharmasena D, Barrett KE. (2007). Leptin actua como um factor mitogénico e anti-apoptótico para as células cancerosas do cólon. *Br J Surg* **94**(3),346-354.

Hoggard, N., Mercer, J. G., Rayner, D. V., Moar, K., Trayhurn, P. & Williams, L. M. (1997). Localização de variantes de emendas de mRNA receptor de leptina em tecidos periféricos murinos por RT-PCR e hibridização in situ. *Biochem Biophys Res Commun,* **232**(2), 383-7.

Houseknecht, K. L. & Portocarrero, C. P. (1998). Leptin e os seus receptores: reguladores da homeostase de energia de corpo inteiro. *Domest Anim Endocrinol,* **15**(6), 457-75.

Houseknecht, K. L., Flier, S. N., Frevert, E. U., Frederich, R. C., Flier, J. S. & Kahn, B. B. (1996). A secreção de leptina está correlacionada com o tamanho dos adipócitos na obesidade genética e dietética. *Diabetes,* **4541**.

Houseknecht, K. L., Mantzoros, C. S., Kuliawat, R., Hadro, E., Flier, J. S. & Kahn, B. B. (1996a). Evidência de ligação da leptina às proteínas no soro de roedores e humanos: modulação com obesidade. *Diabetes,* **45**(11), 1638-43.

Howard, J. K., Cave, B. J., Oksanen, L. J., Tzameli, I., Bjorbaek, C. & Flier, J. S. (2004). Maior sensibilidade à leptina e atenuação da obesidade induzida pela dieta em ratos com haploinsuficiência de Socs3. *Nat Med,* **10**(7), 734-8.

Huang, L., Wang, Z. & Li, C. (2001). Modulação dos níveis de leptina em circulação pelo seu receptor solúvel. *J Biol Chem,* **276**(9), 6343-9.

Hube, F., Lietz, U., Igel, M., Jensen, P. B., Tornqvist, H., Joost, H. G. & Hauner, H. (1996). Diferença nos níveis de mRNA leptina entre o tecido adiposo abdominal omental e subcutâneo de humanos obesos. *Horm Metab Res,* **28**(12), 690-3.

Hwa, J. J., Fawzi, A. B., Graziano, M. P., Ghibaudi, L., Williams, P., Van Heek, M., Davis, H., Rudinski, M., Sybertz, E. & Strader, C. D. (1997). Leptin aumenta o gasto energético e promove selectivamente o metabolismo da gordura em ratos ob/ob. *Am J Physiol,* **272**(4 Pt 2), R1204-9.

Ingalls, A. M., Dickie, M. D. & Snell, G. D. (1950). Obeso, nova mutação no rato. *J Hered,* **41317-318**.

Isidori, A. M., Caprio, M., Strollo, F., Moretti, C., Frajese, G., Isidori, A. & Fabbri, A. (1999). Leptin and androgens in male obesity: evidence for leptin contribution to reduced androgen levels. *J Clin Endocrinol Metab,* **84**(10), 3673-80.

Isidori, A. M., Strollo, F., More, M., Caprio, M., Aversa, A., Moretti, C., Frajese, G., Riondino, G. & Fabbri, A. (2000). Leitina e envelhecimento: correlação com alterações endócrinas em populações adultas saudáveis masculinas e femininas de diferentes pesos corporais. *J Clin Endocrinol Metab,* **85**(5), 1954-62.

Isse, N., Ogawa, Y., Tamura, N., Masuzaki, H., Mori, K., Okazaki, T., Satoh, N., Shigemoto, M., Yoshimasa, Y., Nishi, S. & et al. (1995). Organização estrutural e atribuição cromossomática do gene humano obeso. *J Biol Chem,* **270**(46), 27728-33.

Jensen TK, Andersson AM, Jorgensen N, Andersen AG, Carlson E, Petersen JH, Skakkebaek NE. (2004). Índice de massa corporal em relação à qualidade do sémen e hormonas reprodutivas entre 1.558 homens dinamarqueses. Fertil Esteril. **82**(4), 863-870.

Jin L, Burguera BG, Couce ME, Scheithauer BW, Lamsan J, Eberhardt NL, Kulig E, Lloyd RV (1999) Leptin e expressão do receptor de leptina na pituitária humana normal e neoplásica:

evidência de um papel regulador da leptina na proliferação de células pituitárias. J Clin Endocrinol Metab, **94**, 2903-2911.

Jope, T., Lammert, A., Kratzsch, J., Paasch, U. & Glander, H. J. (2003). Leptin e receptor de leptina em plasma seminal humano e em espermatozóides humanos. *Int J Androl,* **26**(6), 335-41.

Keesey, R.E. & Hirvonen, M.D. (1997). Pontos de ajuste do peso corporal: determinação e ajuste. *J Nutr,* **127**:S1875-83.

Kennedy, G. C. (1953). O papel da gordura do depósito no controlo hipotalâmico da ingestão de alimentos no rato. *Proc Royal Soc,* **140578-592**.

Kieffer, T. J., Heller, R. S. & Habener, J. F. (1996). Receptores de leptina expressos em células - beta pancreáticas. *Biochem Biophys Res Commun,* **224**(2), 522-7.

Kiess, W., Blum, W. F. & Aubert, M. L. (1998). Leptin, puberdade e função reprodutiva: lições de estudos com animais e observações em humanos. *Eur J Endocrinol,* **138**(1), 26-9.

Kiess, W., Reich, A., Meyer, K., Glasow, A., Deutscher, J., Klammt, J., Yang, Y., Muller, G. & Kratzsch, J. (1999). Um papel para a leptina na maturação sexual e puberdade? *Horm Res,* **51 Suppl 355-63**.

Kinzig, K. P., Hargrave, S. L., Hyun, J. & Moran, T. H. (2007). Balanço energético e efeitos hipotalâmicos de uma dieta rica em proteínas/baixo teor de hidratos de carbono. *Physiol Behav,* **92**(3), 454-60.

Kus, I., Colakoglu, N., Ogeturk, M., M., Kus, M. A., Ozen, O. A. & Sarsilmaz, M. (2007). Effects of testosterone on leptin production in anterior pituitary cells of rats: an immunohistochemical study. *Arch Androl,* **53**(2), 79-82.

Lahlou, N., Issad, T., Lebouc, Y., Carel, J. C., Camoin, L., Roger, M. & Girard, J. (2002). Mutations in the human leptin and leptin receptor genes as models of serum leptin receptor regulation. *Diabetes,* **51**(6), 1980-5.

Lammert, A., Kiess, W., Bottner, A., Glasow, A. & Kratzsch, J. (2001). O receptor de leptina solúvel representa a principal actividade de ligação da leptina no sangue humano. *Biochem Biophys Res Commun,* **283**(4), 982-8.

Lane, P. H. & Dickie, M. (1954). Ratos machos férteis e obesos. *J Hered,* **4556-58**.

Latchoumycandane, C., Chitra, K. C. & Mathur, P. P. (2002). O efeito do metoxicloro no sistema antioxidante epididimal de ratos adultos. *Reprod Toxicol,* **16**(2), 161-72.

Laughlin, G. A. & Yen, S. S. (1997). Hipoleptinemia nas mulheres atletas: ausência de ritmo diurno com amenorreia. *J Clin Endocrinol Metab,* **82**(1), 318-21.

Lee, G. H., Proenca, R., Montez, J. M., Carroll, K. M., Darvishzadeh, J. G., Lee, J. I. & Friedman, J. M. (1996). Emenda anormal do receptor de leptina em ratos diabéticos. *Natureza,* **379**(6566), 632-5.

Legradi, G., Emerson, C. H., Ahima, R. S., Flier, J. S. & Lechan, R. M. (1997). A leptina previne a supressão induzida pelo jejum do ácido ribonucleico mensageiro protirotrotropina nos neurónios do núcleo paraventricular hipotalâmico. *Endocrinologia,* **138**(6), 2569-76.

Lerant, A., Kanyicska, B. & Freeman, M. E. (2001). Translocação nuclear do STAT5 e aumento da expressão de antigénios relacionados com Fos (FRAs) em neurónios dopaminérgicos hipotalâmicos após a administração de prolactina. *Brain Res,* **904**(2), 259-69.

Levin, N., Nelson, C., Gurney, A., Vandlen, R. & de Sauvage, F. (1996). A diminuição do consumo alimentar não é completamente responsável pela redução da adiposidade após a infusão de proteínas obesas. *Proc Natl Acad Sci U S A,* **93**(4), 1726-30.

Lida, M., Murakami, T. & Yamada, M. (1996). Hiperleptinemia na insuficiência renal crónica. *Horm Metab Res,* **28724-727**.

Long, I., Rao, G. J. & Singh, H. J. (2004). efeito da nabumetona sobre a função renal em ratos conscientes e anestesiados. *Indian Journal of Pharmacology,* **36**(6), 363-368.

Lonnqvist, F., Arner, P., Nordfors, L. & Schalling, M. (1995). Expressão excessiva do gene obeso (ob) no tecido adiposo de sujeitos humanos obesos. *Nat Med,* **1**(9), 950-3.

Lonnqvist, F., Wennlund, A. & Arner, P. (1997). Relação entre leptina circulante e distribuição periférica de gordura em indivíduos obesos. *Int J Obes Relat Metab Disord,* **21**(4), 255-60.

Luukkaa, V., Pesonen, U., Huhtaniemi, I., Lehtonen, A., Tilvis, R., Tuomilehto, J., Koulu, M. &

Huupponen, R. (1998). Correlação inversa entre a testosterona sérica e a leptina nos homens. *J Clin Endocrinol Metab,* **83**(9), 3243-6.

Lynn, R. B., Cao, G. Y., Considine, R. V., Hyde, T. M. & Caro, J. F. (1996). Autoradiographic localization of leptin binding in the choroid plexus of ob/ob and db/db mice. *Biochem Biophys Res Commun,* **219**(3), 884-9.

Maffei, M., Halaas, J., Ravussin, E., Pratley, R. E., Lee, G. H., Zhang, Y., Fei, H., Kim, S., Lallone, R., Ranganathan, S. & et al. (1995). Níveis de leptina em humanos e roedores: medição de leptina plasmática e ob RNA em indivíduos obesos e com peso reduzido. *Nat Med,* **1**(11), 1155-61.

Magni, P., Vettor, R., Pagano, C., Calcagno, A., Beretta, E., Messi, E., Zanisi, M., Martini, L. & Motta, M. (1999). Expressão de um receptor de leptina em neurónios libertadores de gonadotropina imortalizados. *Endocrinologia,* **140**(4), 1581-5.

Malendowicz W, Rucinski M, Belloni AS, Ziolkowska A, Nussdoefer GG, Zbigniew K (2006) Realtime PCR analysis of leptin and leptin receptor expression in the rat prostate, and effects of leptin on prostatic acid phosphatase release. *Int Journal of Molecular Medicine* **18**, 1097-1100.

Malendowicz W, Rucinski M, Macchi C, Spinazzi R, Ziolkowska A, Nussdoefer GG, Zbigniew K (2006a) Receptores de leptina e leptina na próstata e vesículas seminais do rato adulto. *Int J Mol Med* **18**, 615-618.

Manni, L., Di Fausto, V., Chaldakov, G. N. & Aloe, L. (2007). A leptina cerebral e o factor de crescimento nervoso são afectados de forma diferente pelo stress em ratos masculinos e femininos: possíveis implicações neuroendócrinas e cardio-metabólicas. *Cartas neurocientíficas,* **42639-44**.

Mantzoros, C. S., Flier, J. S. & Rogol, A. D. (1997). Uma avaliação longitudinal das alterações hormonais e físicas durante a puberdade normal dos rapazes. V. O aumento dos níveis de leptina pode sinalizar o início da puberdade. *J Clin Endocrinol Metab,* **82**(4), 1066-70.

Maqsood, A. R., Trueman, J. A., Whatmore, A. J., Westwood, M., Price, D. A., Hall, C. M. & Clayton, P. E. (2007). A relação entre leptina urinária nocturna e gonadotrofinas à medida que as crianças progridem para a puberdade. *Horm Res,* **68**(5), 225-30.

Masuzaki, H., Ogawa, Y. & Isse, N. (1995). Expressão do gene humano obeso. Expressão adipócita específica e diferenças regionais no tecido adiposo. *Diabetes,* **44855-858**.

Masuzaki, H., Ogawa, Y., Hosoda, K., Kawada, T., Fushiki, T. & Nakao, K. (1995a). Expressão aumentada do gene obeso no tecido adiposo de ratos alimentados com uma dieta rica em gordura. *Biochem Biophys Res Commun,* **216**(1), 355-8.

Matkovic, V., Ilich, J. Z., Skugor, M., Badenhop, N. E., Goel, P., Clairmont, A., Klisovic, D., Nahhas, R. W. & Landoll, J. D. (1997). Leptin está inversamente relacionado com a idade na menarca em fêmeas humanas. *J Clin Endocrinol Metab,* **82**(10), 3239-45.

Mazaro, R. & Lamano-Carvalho, T. L. (2006). Efeitos deletérios prolongados da manipulação neonatal nos parâmetros reprodutivos de ratos machos pubertais. *Reprod Fertil Dev,* **18**(4), 497-500.

McCann, S. M., Kimura, M., Walczewska, A., Karanth, S., Rettori, V. & Yu, W. H. (1998). Controlo hipotalâmico de FSH e LH por FSH-RF, LHRH, citocinas, leptina e óxido nítrico. *Neuroimunomodulação,* **5**(3-4), 193-202.

McGinnis, M. Y., Lumia, A. R., Tetel, M. J., Molenda-Figueira, H. A. & Possidente, B. (2007). Efeitos dos esteróides androgénicos anabolizantes no desenvolvimento e expressão da actividade da roda de corrida e ritmos circadianos em ratos machos. *Physiol Behav,* **92**(5):1010-8.

McTavish KJ, Jimenez M, Walters KA, Spaliviero J, Groome NP, Themmen AP, Visser JA, Handelsman DJ, Allan CM (2007) O aumento dos níveis hormonais estimulantes do folículo com a idade acelera o fracasso reprodutivo feminino. *Endocrinologia.* **148**(9):4432-9.

McVey, M. J., Cooke, G. M., Curran, I. H., Chan, H. M., Kubow, S., Lok, E. & Mehta, R. (2007). Efeitos das gorduras e proteínas dietéticas nas enzimas esteroidogénicas testiculares de rato e nos níveis séricos de testosterona. *Toxicol químico alimentar.*

Mendis-Handagama, S. M. & Ariyaratne, H. B. (2001). Differentiation of the adult Leydig cell population in the postnatal testis. *Biol Reprod,* **65**(3), 660-71.

Mix, H., Manns, M. P., Wagner, S., Widjaja, A. & Brabant, G. (1999). Expressão da leptina e do seu receptor no estômago humano. *Gastroenterologia,* **117**(2), 509.

Moschos, S., Chan, J. L. & Mantzoros, C. S. (2002). Leptin e reprodução: uma revisão. *Fertil*

Steril, **77**(3), 433-44.

Mounzih, K., Lu, R. & Chehab, F. F. (1997). O tratamento da leptina resgata a esterilidade dos machos obesos geneticamente obesos. *Endocrinologia,* **138**(3), 1190-3.

Mutze, J., Roth, J., Gerstberger, R. & Hubschle, T. (2007). Translocação nuclear do factor de transcrição STAT5 no cérebro do rato após administração sistémica de leptina. *Neurosci Lett,* **417**(3), 286-91.

Myers, M. G., Jr., Myers, M. G., Jr. (2004). A sinalização dos receptores de leptina e a regulação da fisiologia dos mamíferos. *Prog Harm Res recente,* **59287-304**.

Nagatani, S., Guthikonda, P., Thompson, R. C., Tsukamura, H., Maeda, K. I. & Foster, D. L. (1998). Evidência da regulação de GnRH por leptina: a administração de leptina impede a redução da secreção pulsátil de LH durante o jejum. *Neuroendocrinologia,* **67**(6), 370-6.

Narayana, K., D'Souza, U. J. & Rao, K. P. (2002). Efeito da ribavirina na contagem de espermatozóides epidídimos em ratazanas. *Indian J Physiol Pharmacol,* **46**(1), 97-101.

Niswender, K. D., Baskin, D. G. & Schwartz, M. W. (2004). Insulina e a sua parceria evolutiva com a leptina no controlo hipotalâmico da homeostase energética. *Trends Endocrinol Metab,* **15**(8), 362-9.

Ogawa, Y., Masuzaki, H., Isse, N., Okazaki, T., Mori, K., Shigemoto, M., Satoh, N., Tamura, N., Hosoda, K., Yoshimasa, Y. & et al. (1995). Clonagem molecular de cDNA obeso de rato e expressão genética aumentada em ratos Zucker gordos (fa/fa) geneticamente obesos. *J Clin Invest,* **96**(3), 1647-52.

Olatunji, B., I.I. & Sofola, O. A. (2001). Efeitos da exposição contínua à luz e escuridão sobre o eixo pituitario-gonadal e sobre a axicidade da tiróide em ratos machos. *African J Biomed Res,* **4**(3), 119-122.

Ollmann, M. M., Wilson, B. D., Yang, Y. K., Kerns, J. A., Chen, Y., Gantz, I. & Barsh, G. S. (1997). Antagonismo dos receptores centrais de melanocortina in vitro e in vivo por proteínas relacionadas com o agouti. *Science,* **278**(5335), 135-8.

Onuma M, Bub JD, Rummel TD, Iwamoto Y (2003). Interacção próstato-adipócitos celulósicos: a leptina medeia a proliferação de células cancerosas da próstata independentes do andrógeno através da quinase c-Jun Nh2-terminal. J Biol Chem **278**:42660-42667.

Ormseth, O. A., Nicolson, M., Pelleymounter, M. A. & Boyer, B. B. (1996). A leptina inibe a hiperfagia de pré-inibição e reduz o peso corporal em esquilos terrestres árcticos. *Am J Physiol,* **271**(6 Pt 2), R1775-9.

Orth, J. M., McGuinness, M. P., Qiu, J., Jester, W. F., Jr. & Li, L. H. (1998). Utilização de sistemas in vitro para estudar o desenvolvimento de células germinativas masculinas em ratos neonatais. *Theriogenology,* **49**(2), 431-9.

Parent, A. S., Lebrethon, M. C., Gerard, A., Vandersmissen, E. & Bourguignon, J. P. (2000). Efeitos da leptina na gonadotropina pulsátil libertando a secreção hormonal do hipotálamo de rato adulto e interacção com a cocaína e o peptídeo transcrito regulado por anfetaminas e o neuropeptídio Y. *Pept regulado,* **92**(1-3), 17-24.

Platz, E. A., Leitzmann, M. F., Visvanathan, K., Rimm, E. B., Stampfer, M. J., Willett, W. C. & Giovannucci, E. (2006). Medicamentos à base de estatina e risco de cancro avançado da próstata. *J Natl Cancer Inst,* **98**(24), 1819-25.

Popovic V, Damjanovic S, Dieguez C, Casaneuva FF, (2001) Leptin e a pituitária. *Pituitária* **4**, 714.

Rao, B. S. (1997). Efeito da alimentação programada na ingestão de água e na produção de urina em ratos. *Indian J Physiol Pharmacol,* **41**(1), 35-41.

Ravussin, E. & Bogardus, C. (2000). Balanço energético e regulação de peso: genética versus ambiente. *Br J Nutr,* **83 Suppl 1S17-20**.

Reidy, S. P. & Weber, J. (2000). Leptin: um regulador essencial do metabolismo lipídico. *Comp Biochem Physiol A Mol Integr Physiol,* **125**(3), 285-98.

Rizk, N. M., Joost, H. G. & Eckel, J. (2001). Aumento da expressão hipotalâmica do receptor do factor de necrose tumoral p75 em ratos obesos da Nova Zelândia. *Horm Metab Res,* **33**(9), 520-4.

Roberts, K. P. & Zirkin, B. R. (1991). Androgen regulation of spermatogenesis in the rat. *Ann N Y Acad Sci,* **63790-106**.

Russell, L. D., Kershaw, M., Borg, K. E., El Shennawy, A., Rulli, S. S., Gates, R. J. & Calandra, R. S. (1998). Regulação hormonal da espermatogénese no rato hipofisectomizado: Manutenção da viabilidade celular da FSH durante a espermatogénese puberal. *J Androl,* **19**(3), 308-19; discussão 341-2.

Saad, M. F., Damani, S., Gingerich, R. L., Riad-Gabriel, M. G., Khan, A., Boyadjian, R., Jinagouda, S. D., el-Tawil, K., Rude, R. K. & Kamdar, V. (1997). Dimorfismo sexual na concentração plasmática de leptina. *J Clin Endocrinol Metab,* **82**(2), 579-84.

Scarpace, P. J., Matheny, M., Pollock, B. H. & Tumer, N. (1997). A leptina aumenta o desacoplamento entre a expressão das proteínas e o gasto energético. *Am J Physiol,* **273**(1 Pt 1), E226-30.

Schrauwen, P., van Marken Lichtenbelt, W. D., Westerterp, K. R. & Saris, W. H. (1997). Effect of diet composition on leptin concentration in lean subjects. *Metabolismo,* **46**(4), 420-4.

Schwartz, M. W., Peskind, E., Raskind, M., Boyko, E. J. & Porte, D., Jr. (1996). Níveis de leptina do líquido cerebrospinal: relação com os níveis plasmáticos e com a adiposidade nos seres humanos. *Nat Med,* **2**(5), 589-93.

Schwartz, M. W., Woods, S. C., Porte, D., Jr., Seeley, R. J. & Baskin, D. G. (2000). Controlo do sistema nervoso central sobre a ingestão de alimentos. *Natureza,* **404**(6778), 661-71.

Selmanoglua, G., Kogkayab, E. A., Akaya, M. T. & Kismetc, K. (2006). Toxicidade subaguda do celecoxib na tiróide e testículos de ratos: Alterações hormonais e histopatológicas. *Reprod Toxicol,* **22**(1), 85-89.

Selvakumar, E., Prahalathan, C., Sudharsan, P. T. & Varalakshmi, P. (2006). Efeito quimioprotector do ácido lipóico contra alterações induzidas pela ciclofosfamida no esperma do rato. *Toxicologia,* **217**(1), 71-8.

Senaris, R., Garcia-Caballero, T., Casabiell, X., Gallego, R., Castro, R., Considine, R. V., Dieguez, C. & Casanueva, F. F. (1997). Síntese de leptina na placenta humana. *Endocrinologia,* **138**(10), 4501-4.

Sharma, K. & Considine, R. V. (1998). A proteína Ob (leptina) e o rim. *Kidney Int,* **53**(6), 14837.

Singh, H. J., Abu Bakar, A., Che Romli, A. & Nila, A. (2005). Aumento das concentrações de leptina nos tecidos fetoplacentários de mulheres com pré-eclâmpsia. *Hipertens Gravidez,* **24**(2), 191-9.

Sinha, M. K. & Caro, J. F. (1998). Aspectos clínicos da leptina. *Vitam Hormorm,* **541-30**.

Slieker, L. J., Sloop, K. W., Surface, P. L., Kriauciunas, A., LaQuier, F., Manetta, J., Bue-Valleskey, J. & Stephens, T. W. (1996). Regulação da expressão de ob mRNA e proteínas por glucocorticóides e cAMP. *J Biol Chem,* **271**(10), 5301-4.

Smith-Kirwin, S. M., O'Connor, D. M., De Johnston, J., Lancey, E. D., Hassink, S. G. & Funanage, V. L. (1998). Expressão da leptina nas células epiteliais mamárias humanas e no leite materno. *J Clin Endocrinol Metab,* **83**(5), 1810-3.

Somasunder P, Yu AK, Vona-Davis L, McFadden DW (2003) Differential effects of leptin on cancer in vitro. J Surg Res **113**:50-55.

Sonmez, M., Yuce, A. & Turk, G. (2007). Os efeitos protectores da melatonina e da vitamina E nas actividades das enzimas antioxidantes e nas características do esperma epidídimo de ratos machos tratados com homocisteína. *Reprod Toxicol,* **23**(2), 226-31.

Spicer, L. J. & Francisco, C. C. (1997). O produto genético adiposo obeso, leptina: evidência de um papel inibitório directo na função ovariana. *Endocrinologia,* **138**(8), 3374-9.

Stock, S. M., Sande, E. M. & Bremme, K. A. (1999). Os níveis de leptina variam significativamente durante o ciclo menstrual, gravidez, e tratamento de fertilização in vitro: possível relação com o estradiol. *Fertil Steril,* **72**(4), 657-62.

Strobel, A., Issad, T., Camoin, L., Ozata, M. & Strosberg, A. D. (1998). Uma mutação de missense leptina associada ao hipogonadismo e à obesidade mórbida. *Nat Genet,* **18**(3), 213-5.

Suryavathi, V., Sharma, S., Sharma, S., Saxena, P., Pandey, S., Grover, R., Kumar, S. & Sharma, K. P. (2005). Toxicidade aguda das águas residuais de corantes têxteis (não tratados e tratados) de Sanganer nos sistemas reprodutivos masculinos de ratos e ratos albinos. *Reprod Toxicol,* **19**(4), 547-56.

Swerdloff, R. S., Peterson, M., Vera, A., Batt, R. A., Heber, D. & Bray, G. A. (1978). O eixo hipotalâmico-hipófise em ratos geneticamente obesos (ob/ob): resposta à hormona luteinizante - hormona libertadora. *Endocrinologia,* **103**(2), 542-7.

Tank, J., Jordan, J., Diedrich, A., Schroeder, C., Furlan, R., Sharma, A. M., Luft, F. C. & Brabant, G. (2003). Leptina encadernada e saída simpática em homens não-obesos. *J Clin Endocrinol Metab,* **88**(10), 4955-9.

Tartaglia, L. A., Dembski, M., Weng, X., Deng, N., Culpepper, J., Devos, R., Richards, G. J., Campfield, L. A., Clark, F. T., Deeds, J., Muir, C., Sanker, S., Moriarty, A., Moore, K. J., Smutko, J. S., Mays, G. G., Wool, E. A., Monroe, C. A. & Tepper, R. I. (1995). Identificação e clonagem de expressão de um receptor de leptina, OB-R. *Cell,* **83**(7), 1263-71.

Tena-Sempere, M. & Barreiro, M. L. (2002). Leptin na reprodução masculina: o paradigma dos testículos. *Mol Cell Endocrinol,* **188**(1-2), 9-13.

Tena-Sempere, M., Manna, P. R., Zhang, F. P., Pinilla, L., Gonzalez, L. C., Dieguez, C., Huhtaniemi, I. & Aguilar, E. (2001). Mecanismos moleculares da acção da leptina em testículos de ratos adultos: potenciais alvos da inibição da esteroidogénese induzida pela leptina e padrão de expressão do ácido ribonucleico mensageiro receptor da leptina. *J Endocrinol,* **170**(2), 413-23.

Tena-Sempere, M., Pinilla, L., Zhang, F. P., Gonzalez, L. C., Huhtaniemi, I., Casanueva, F. F., Dieguez, C. & Aguilar, E. (2001a). Regulação do desenvolvimento e hormonal do receptor de leptina (Ob-R), expressão do ácido ribonucleico mensageiro em testículos de rato. *Biol Reprod,* **64**(2), 634-43.

Tena-Sempere, M., Pinilla, L., Gonzalez, L. C., Dieguez, C., Casanueva, F. F. & Aguilar, E. (1999). A leptina inibe a secreção de testosterona dos testículos de ratos adultos in vitro. *J Endocrinol,* **161**(2), 211-8.

Tena-Sempere, M., Pinilla, L., Gonzalez, L. C., Navarro, J., Dieguez, C., Casanueva, F. F. & Aguilar, E. (2000). Os efeitos in vitro da pituitária e testiculares da leptina (116-130) amida do peptídeo sintético relacionado com a leptina envolvem acções semelhantes e distintas das da molécula de leptina nativa no rato adulto. *Eur J Endocrinol,* **142**(4), 406-10.

Tezuka, M., Irahara, M., Ogura, K., Kiyokawa, M., Tamura, T., Matsuzaki, T., Yasui, T. & Aono, T. (2002). Efeitos da leptina na secreção de gonadotropina em células pituitárias femininas juvenis de ratazanas. *Eur J Endocrinol,* **146**(2), 261-6.

Trayhurn, P., Hoggard, N., Mercer, J. G. & Rayner, D. V. (1998). Regulação hormonal e neuroendócrina do equilíbrio energético - o papel da leptina. *Arch Tierernahr,* **51**(2-3), 177-85.

Tritos, N. A. & Mantzoros, C. S. (1997). Leptin: o seu papel na obesidade e mais além. *Diabetologia,* **40**(12), 1371-9.

Ugwoke, C. C., Nwobodo, E. D., Unekwe, P., Odike, M., Chukwumai, S. T. & Amilo, G. (2005). Os efeitos da disfunção reprodutiva da inalação de gasolina em ratos albinos. *Niger J Physiol Sci,* **20**(1-2), 547.

Urbanski HF. (2001) Leptin e puberdade. *Tendências em Endocrinologia e Metabolismo.* **12**, 428-429.

van Dielen, F. M., van 't Veer, C., Buurman, W. A. & Greve, J. W. (2002). Níveis de leptina e receptores de leptina solúveis em indivíduos obesos e com perda de peso. *J Clin Endocrinol Metab,* **87**(4), 1708-16.

Venner, A. A., Lyon, M. E. & Doyle-Baker, P. K. (2006). Leptin: Um biomarcador potencial para a obesidade infantil? *Clin Biochem,* **39**(11), 1047-56.

Vidal S, Cohen SM, Horvath E, kovacs K, Scheithauer BW, Burguera BG, Lloyd RV (2000) Subcellular localization of leptin in non-tumorous and adenomatous human oituitaries: an immuno-ultrastructural study. J Histochem Cytochem. **48**,1147-1152.

Wang, J., Liu, R., Hawkins, M., Barzilai, N. & Rossetti, L. (1998). Uma via de detecção de nutrientes regula a expressão do gene da leptina em músculo e gordura. *Natureza,* **393**(6686), 684-8.

Wang, Z. W., Zhou, Y. T., Lee, Y., Higa, M., Kalra, S. P. & Unger, R. H. (1999). A hiperleptinemia exaure a gordura do tecido adiposo denervado. *Biochem Biophys Res Commun,* **260**(3), 653-7.

Watanabe H (2002). A leptina actua directamente dentro do hipotálamo para estimular a secreção hormonal libertadora de gonadotropina *in vivo* em ratos. *J Physiol.* **545**(1):255-268.

Watanobe, H. & Suda, T. (1999). Um estudo detalhado sobre o papel do meio esteróide sexual na determinação das concentrações de leptina plasmática em ratos adultos machos e fêmeas. *Biochem Biophys Res Commun,* **259**(1), 56-9.

Wauters, M., Considine, R. V. & Van Gaal, L. F. (2000). Leptina humana: de uma hormona adipócita a um mediador endócrino. *Eur J Endocrinol,* **143**(3), 293-311.

Wilding, J. P. (2002). Neuropeptídeos e controlo do apetite. *Diabet Med,* **19**(8), 619-27.

Wittert, G. A., Turnbull, H. & Hope, P. (2005). A leptina administrada de forma exógena leva à perda de peso e ao aumento da actividade física na Sminthopsis crassicaudata marsupial. *Physiol Behav,* **85**(5), 613-20.

Woller, M., Tessmer, S., Neff, D., Nguema, A. A., Roo, B. V. & Waechter-Brulla, D. (2001). A leptina estimula a libertação de gonadotropina a partir de hemihypothalami intacto cultivado e de neurónios dispersos enzimaticamente. *Exp Biol Med (Maywood),* **226**(6), 591-6.

Woods, A. J. & Stock, M. J. (1996). Activação de leptina em hipotálamo. *Natureza,* **381**(6585), 745.

Yamashita, M., Zhang, X., Shiraishi, T., Uetsuki, H. & Kakehi, Y. (2003). Determinação da densidade de área percentual de componentes epiteliais e estromais no desenvolvimento de hiperplasia prostática em ratos espontaneamente hipertensivos. *Urologia,* **61**(2), 484-9.

Yono, M., Foster, H. E., Jr., Weiss, R. M. & Latifpour, J. (2006). Alterações relacionadas com a idade nas propriedades funcionais, bioquímicas e moleculares dos alfa-1-adrenoceptores no tracto geniturinário dos ratos. *J Urol,* **176**(3), 1214-9.

Yoshioka, K., Katoh, K., Hayashi, H., Mashiko, T. & Obara, Y. (2006). A administração oral de ácido uridílico aumenta a leptina plasmática, mas suprime a glicose e as concentrações de ácidos gordos não esterificados em ratos. *Life Sci,* **79**(6), 532-5.

Yu, W. H., Kimura, M., Walczewska, A., Karanth, S. & McCann, S. M. (1997). Papel da leptina na função hipotalâmico-hipofisária. *Proc Natl Acad Sci U S A,* **94**(3), 1023-8.

Zamorano, P. L., Mahesh, V. B., De Sevilla, L. M., Chorich, L. P., Bhat, G. K. & Brann, D. W. (1997). Expressão e localização do receptor de leptina nos tecidos endócrinos e neuroendócrinos do rato. *Neuroendócrinologia,* **65**(3), 223-8.

Zastrow, O., Seidel, B., Kiess, W., Thiery, J., Keller, E., Bottner, A. & Kratzsch, J. (2003). O receptor solúvel de leptina é crucial para a acção da leptina: evidência a partir de dados clínicos e experimentais. *Int J Obes Relat Metab Disord,* **27**(12), 1472-8.

Zemunik, T., Peruzovic, M., Capkun, V., Zekan, L., Tomic, S. & Milkovic, K. (2003). Capacidade reprodutiva de ratos pubertais machos e fêmeas. *Braz J Med Biol Res,* **36**(7), 871-7.

Zhang, Y., Proenca, R., Maffei, M., Barone, M., Leopold, L. & Friedman, J. M. (1994). Clonagem posicional do gene do rato obeso e do seu homólogo humano. *Natureza,* **372425-432**.

Zhang, X., Na, Y. & Guo, Y. (2004). Característica biológica da hiperplasia prostática desenvolvida em ratos espontaneamente hipertensivos. *Urologia,* **63**(5), 983-8.

Zhou, D. X., Qiu, S. D., Zhang, J., Tian, H. & Wang, H. X. (2006). O efeito protector da vitamina E contra os danos oxidativos causados pelo formaldeído nos testículos de ratos adultos. *Asiático J Androl,* **8**(5), 584-8.

* p<0.05, * ** p<0.01, *** p<0.001, comparação entre controlo e 5 pg
Figura 3.3: Peso corporal em ratos controlados e tratados com leptina durante o período de tratamento de 42 dias.

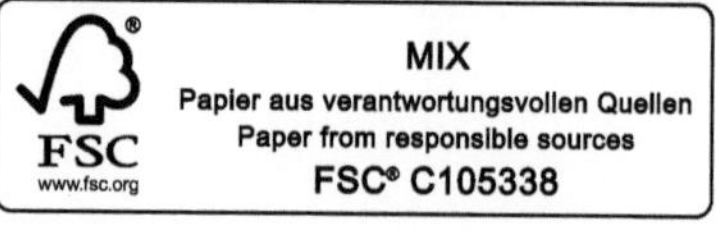

Printed by Books on Demand GmbH, Norderstedt / Germany